我发现了奥秘

世界上最最透明的人体书

[韩]李浩先◎编著

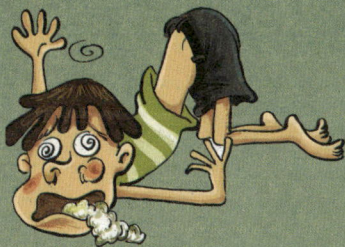

吉林出版集团股份有限公司

图书在版编目（CIP）数据

世界上最最透明的人体书/(韩)李浩先编著.—长春:
吉林出版集团股份有限公司,2012.1（2021.6重印）
（我发现了奥秘）
ISBN 978-7-5463-8088-9

Ⅰ.①世… Ⅱ.①李… Ⅲ.①人体－儿童读物
Ⅳ.①R32-49

中国版本图书馆CIP数据核字(2011)第264254号

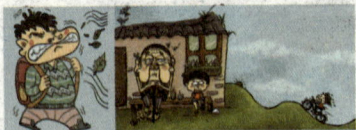

我发现了奥秘

世界上最最透明的人体书

SHIJIE SHANG ZUI ZUI TOUMING DE RENTISHU

出版策划：孙　昶
项目统筹：于姝姝
责任编辑：于姝姝
出　　版：吉林出版集团股份有限公司（www.jlpg.cn）
　　　　　（长春市福祉大路 5788 号，邮政编码：130118）
发　　行：吉林出版集团译文图书经营有限公司　（http://shop34896900.taobao.com）
总 编 办：0431-81629909
营 销 部：0431-81629880/81629881
印　　刷：三河市燕春印务有限公司（电话：15350686777）
开　　本：889mm×1194mm　1/16
印　　张：9
版　　次：2012年1月第1版
印　　次：2021年6月第7次印刷
定　　价：38.00元

印装错误请与承印厂联系

写在前面

孩子的脑海里总是会涌现出各种奇怪的想法——为什么雨后会出现彩虹？太阳为什么东升西落？细菌是什么样的？恐龙怎么生活啊？为什么叫海市蜃楼呢？金字塔是金子做成的吗？灯是什么时候发明的？人进入太空为什么飘来飘去不落地呢？……他们对各种事物都充满了好奇，似乎想找到每一种现象产生的原因，有时候父母也会被问得哑口无言，满面愁容，感到力不从心。别急，《我发现了奥秘》这套丛书有孩子最想知道的无数个为什么、最想了解的现象、最感兴趣的话题。孩子自己就可以轻轻松松地阅读并学到知识，解答所有问题。

《我发现了奥秘》是一套涵盖宇宙、人体、生物、物理、数学、化学、地理、太空、海洋等各个知识领域的书系，绝对是一场空前的科普盛宴。它通过浅显易懂的语言，搞笑、幽默、夸张的漫画，突破常规的知识点，给孩子提供了一个广阔的阅读空间和想象空间。丛书中的精彩内容不仅能培养孩子的阅读兴趣，还能激发他们发现新事物的能力，读罢大呼"原来如此"，竖起大拇哥啧啧称奇！相信这套丛书一定会让孩子喜欢、令父母满意。

还在等什么？让我们现在就出发，一起去发现科学的奥秘！

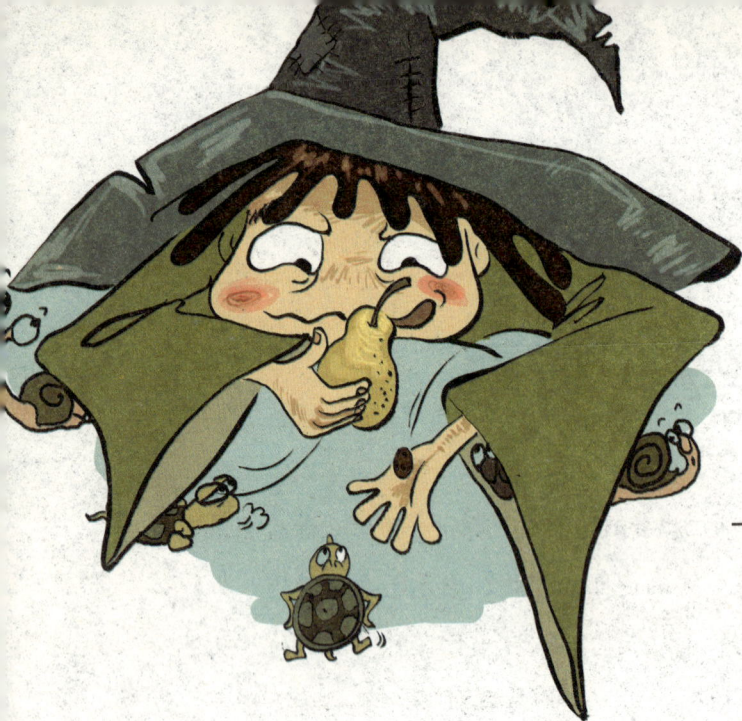

目 录

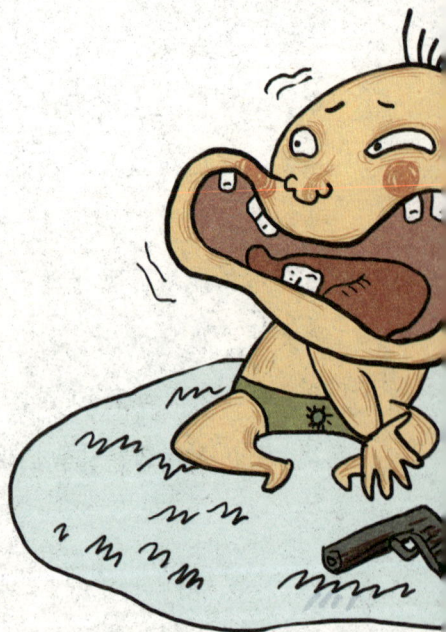

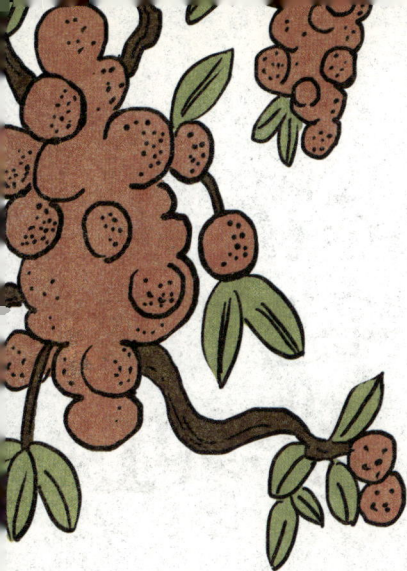

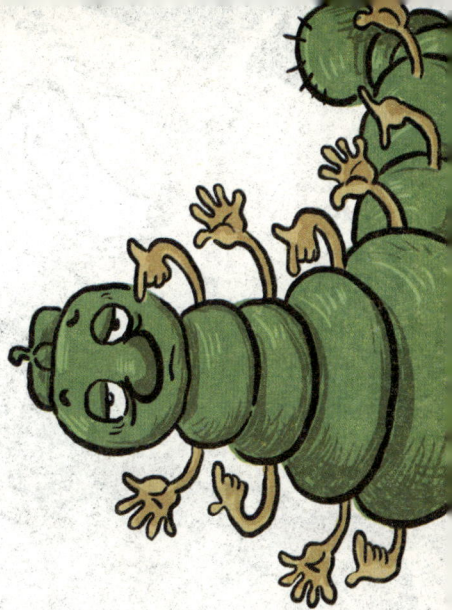

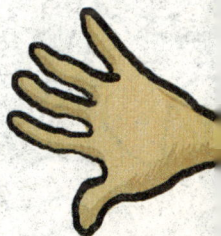

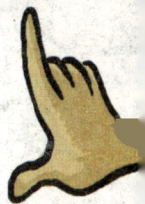

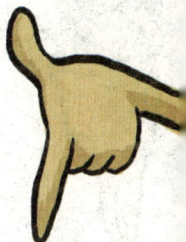

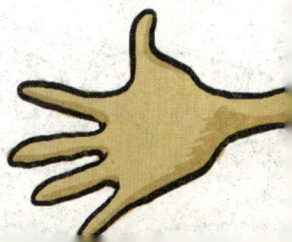

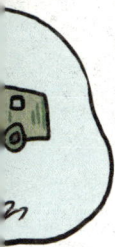

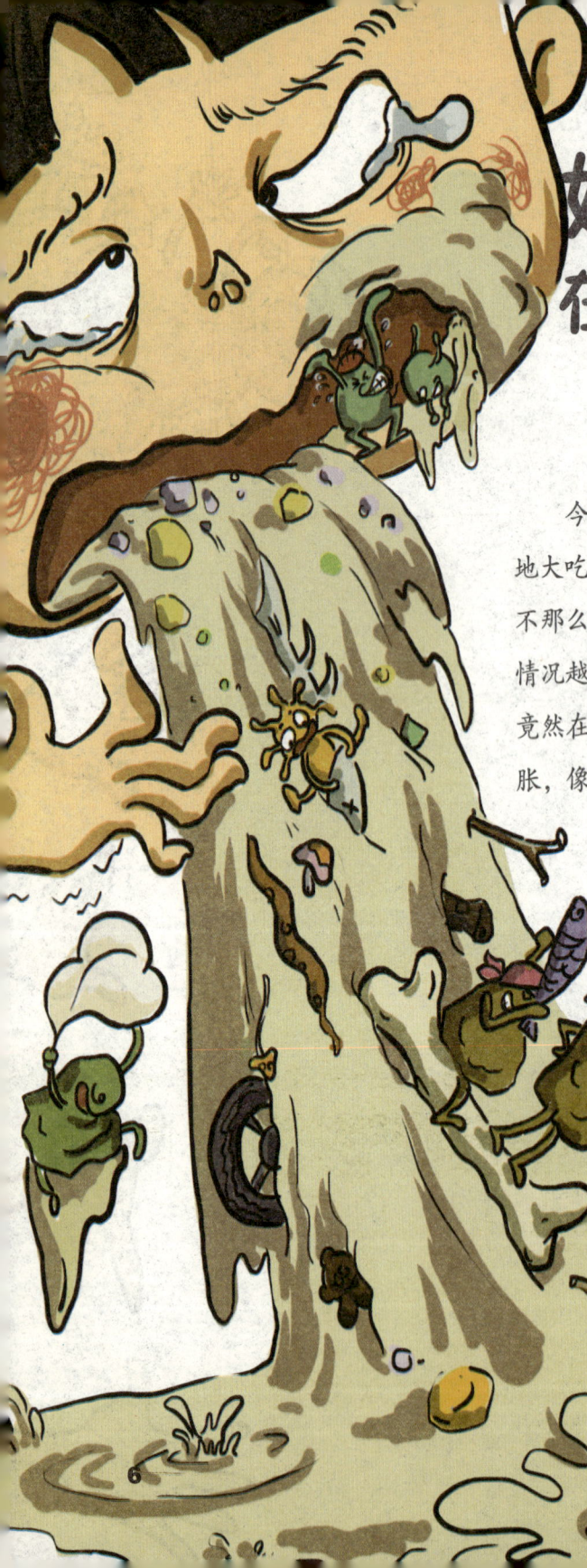

好吃的饭菜在肚子里打架了我想吐！

今天的饭菜真丰盛，我风卷残云般地大吃了一顿！嘴是舒坦了，但肚子却不那么舒坦，起初只是有些发胀，接着情况越来越糟，莫不是这些好吃的饭菜竟然在肚肚里"打"起来了？肚肚里发胀，像波涛汹涌的大海……不好！要吐啦！怎么办？怎么办？小朋友，快帮我想个办法吧！

是谁在胃里兴风作浪？

我们无意吃了变质的食物，或者一顿吃得太多，不久就会觉得肚子不舒服，后来像有人在肚子里剧烈争打，刚吃进去的美食又一阵阵地往上涌，我立刻想到："哇，不好！要吐了！"

我很想知道，是谁在胃里兴风作浪？

其实，这是胃在进行自我保护的必要动作哦！我们吃进去的食物沿着食道来到胃中，由胃这个加工厂来加工，当胃觉得这些食物不好加工、数量太多、甚至对人体有害时，它就会反抗。

为什么会想到吐呢？

当"恶心"现象一再出现时，这是胃在想对策哦！有时，胃觉得可以接受这些食物，逼回食道中的食物又会回到胃中，人休息一下，就恢复正常了。

有时，胃觉得一定要退回这些食物才好，怎么也不要，于是食道、胃肠道做逆向蠕动，并伴有腹肌、膈肌的强力收缩动作，把刚刚吃进去的食物逼回食道中，又从嘴里吐出来，这就是我们说的"呕吐"。

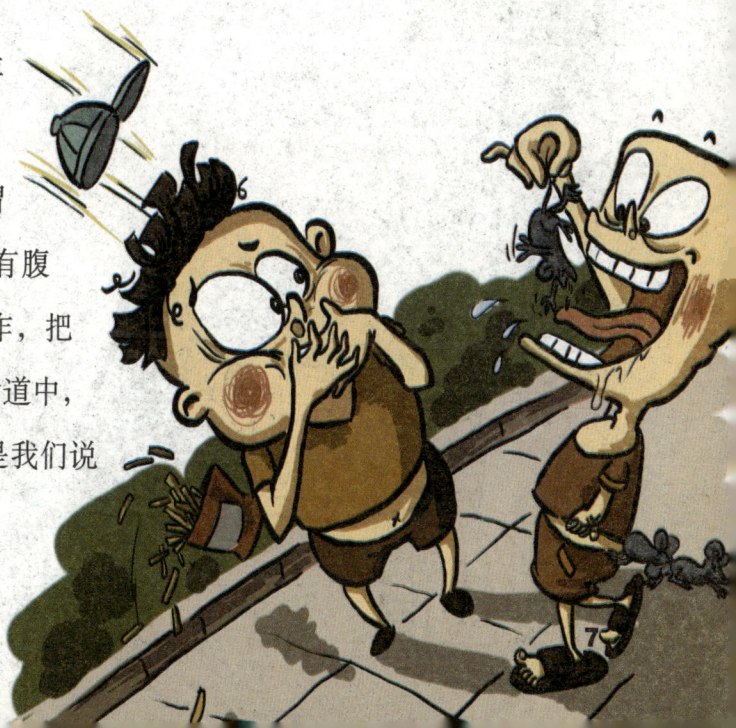

为什么干呕之后会吐呢?

呕吐可分为三个阶段,即恶心、干呕和呕吐,但有些呕吐却无恶心或干呕的先兆。

干呕是吐胃液,即所吐之物主要是液体,其中没有食物,或只有很少的食物。

呕吐主要是吐出食物,是机体的一种防御反射,有一定的保护作用,但大多数呕吐并非由此引起。频繁而剧烈的呕吐可引起脱水、电解质紊乱等并发症。

胃是怎么把食物推出来的?

胃是人的消化器官,其用途好比是一台安装在肚子里面的粉碎搅拌机,把吃下去的食物搅碎,又不断分泌胃液,使食物变成"粥状",流到小肠内,让小肠吸收入体必需的各种营养。胃总是任劳任怨、无时无刻地蠕动着。喜欢吃零食的小朋友,他们的胃更加忙碌,胃的运动量会增大许多!

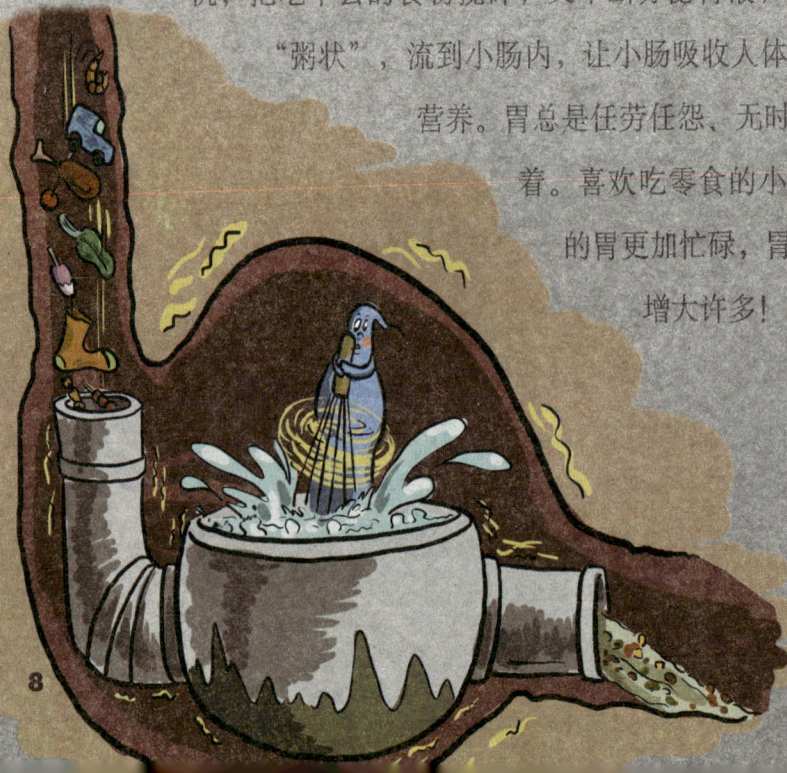

当胃觉得吃进去的食物不对劲儿或者太多时，它的各个器官就会一起来对抗，胃窦与幽门区迅速收缩关闭，食物便没去处，胃里的食物越变越多，那么它就会通过运动把已经进入的食物使劲儿往外推。这时候的贲门是开放的哦，胃体和胃底的张力减小了，食物就只好通过贲门再回到食道中。本来已经进入胃里的食物又回来了，这时，膈肌和腹肌受到了刺激就会突然收缩，腹部的压力一下子就变大了，所以那些食物就通过食道和咽部钻出来了。

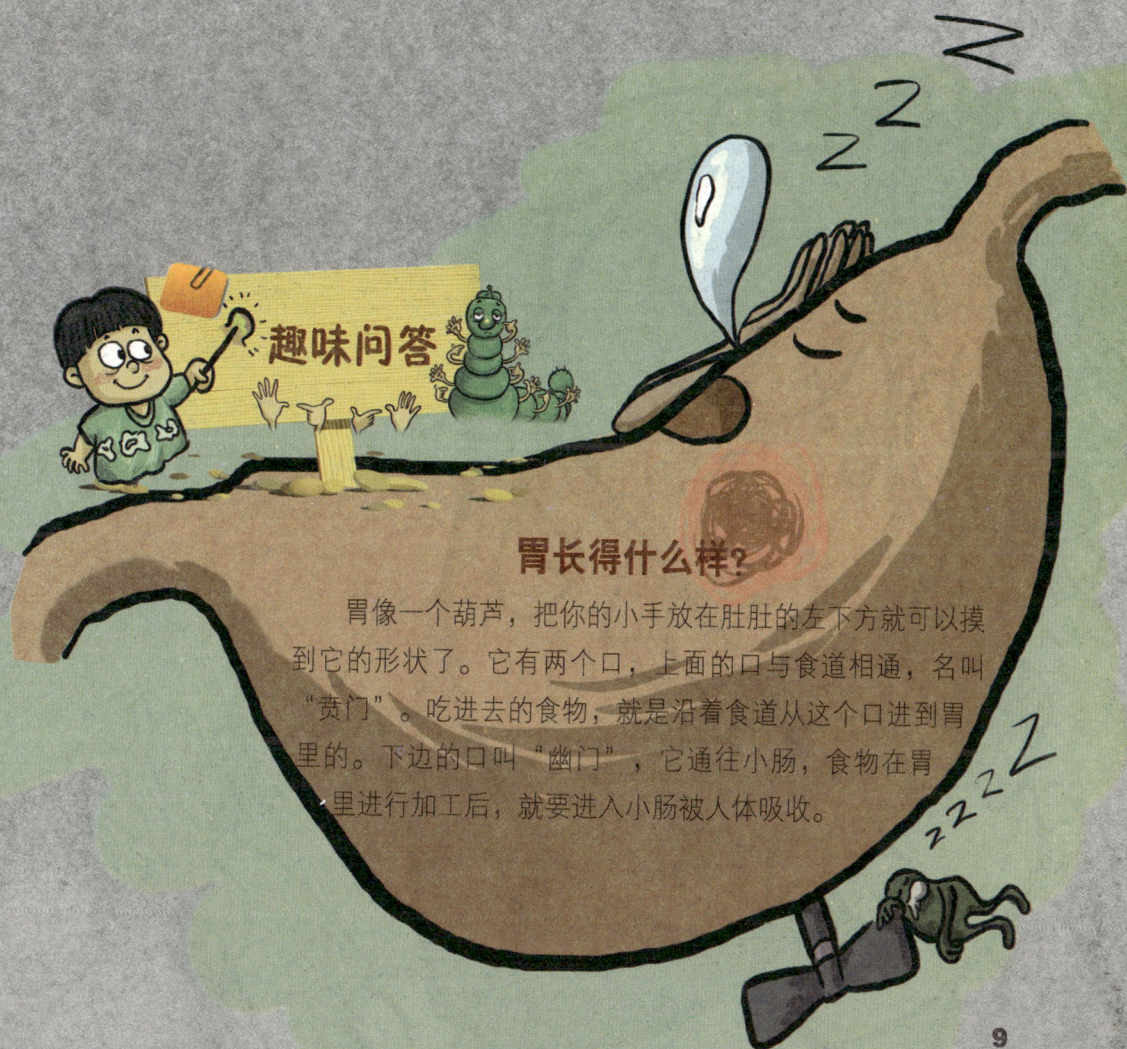

趣味问答

胃长得什么样?

胃像一个葫芦，把你的小手放在肚肚的左下方就可以摸到它的形状了。它有两个口，上面的口与食道相通，名叫"贲门"。吃进去的食物，就是沿着食道从这个口进到胃里的。下边的口叫"幽门"，它通往小肠，食物在胃里进行加工后，就要进入小肠被人体吸收。

我讨厌让我变丑的青春痘！

怎么白白净净的小脸蛋上会长出一些小疙瘩呀？有的还顶着一个白尖尖！实在太难看啦！怎么有的人脸上没有，有的人脸上却很多呢？哥哥姐姐说这是"青春痘"，名字倒不难听，怎么就那么令人心烦呢！有什么好办法让它们消失吗？小朋友们，让我们一起擂起战鼓，去打一场"灭痘战"吧！

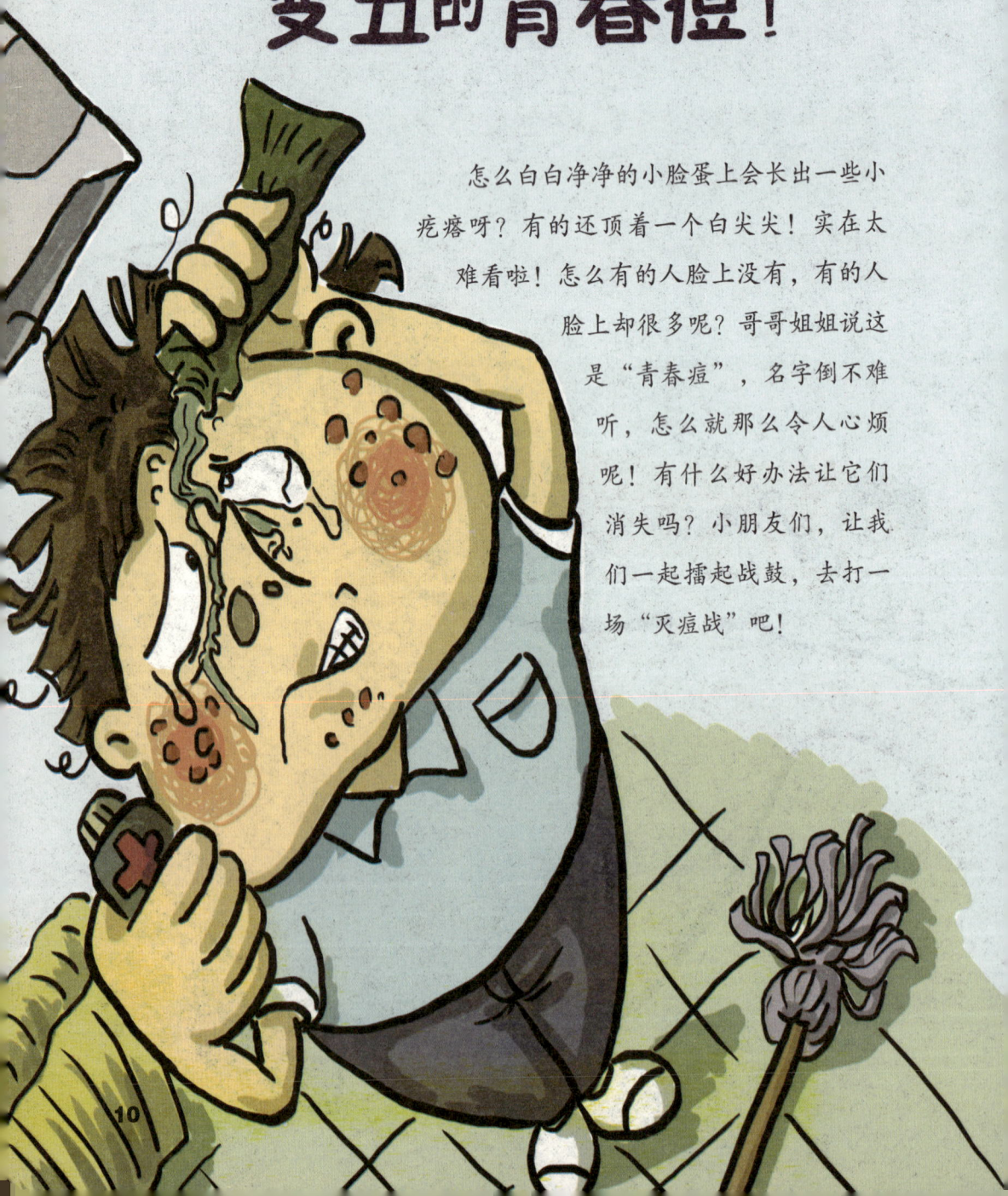

青春痘是青春的标志吗?

脸上长出一些红色的小痘痘,这是脸上不该有的东西,为何会有一个春光灿烂的名字——青春痘?难道青春痘就是青春的标志?

当然不是!青春痘其实是戏称。人到青春期,脸上就会长出一些小痘痘,所以大家才管它叫青春痘。但青春痘可不是青春的标志哦!因为不是所有的年轻人都会长青春痘,更不是没有长青春痘就没有青春哦!

青春痘的医学名称是"痤疮",也叫"粉刺",一般呈暗红色,有的红痘痘顶上还有一个白色或黑色的小帽子,用手一挤,一个像小虫虫似的东西就会"咻溜"一下钻出来!

为什么会长青春痘呢?

为什么人小时候脸是白白净净的,可一进入青春期,就会长出一些令人难堪的痘痘来?有时是前一批痘痘刚开始消退,后一批痘痘又逐渐

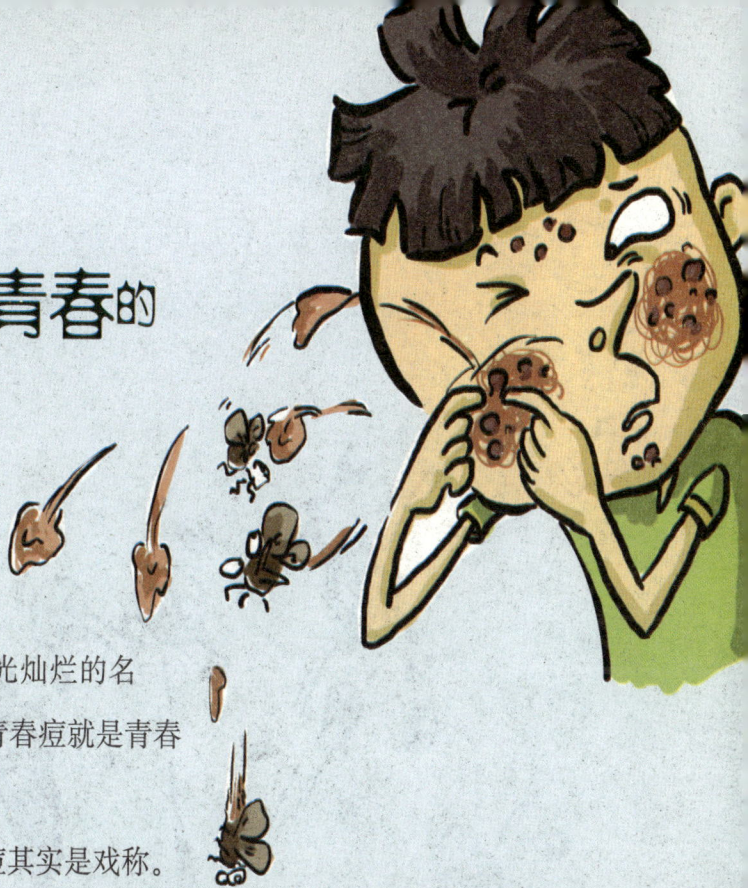

长出来，有时候甚至是布满全脸！

　　长青春痘的原因有很多，有人认为是螨虫钻进皮肤，才会长青春痘，其实是误解，青春痘冒出小脑袋，最直接的原因是汗毛孔被堵塞了。

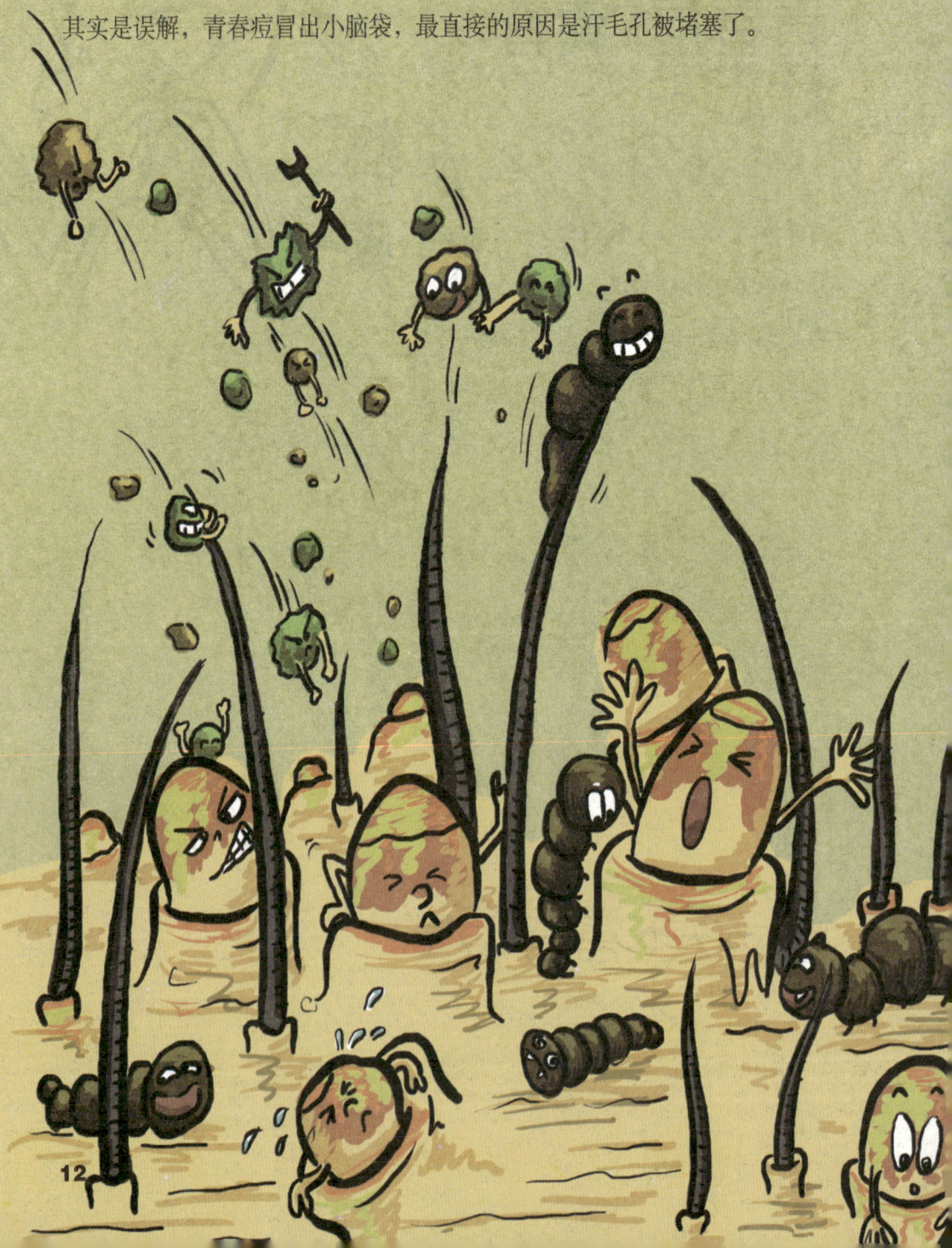

是谁堵了我们的毛孔呢?

　　小朋友们可以仔细看看自己的手臂,不难发现皮肤上有许多小汗毛。这些小汗毛对于人来说,不是可有可无的。首先它能排出汗来,让身体降温;其次是毛孔下边还藏着人体自己生产的"润肤乳"呢!

　　润肤乳就是从皮脂腺中分泌的皮脂,能使皮肤保持滑溜溜的,还能防水,减少外界对皮肤的刺激。

　　脸上的皮脂腺有很多,到青春期时,皮脂腺也会变得很活跃。皮脂争先恐后地从毛孔里钻出来,皮肤上的皮脂越积越多,可是毛孔却那么小,它们就会挤在毛孔中,可怜的毛孔就这样被堵了。

青春痘是怎样诞生的?

　　皮脂腺分泌的皮脂,把毛孔堵住了。但皮脂腺没有停止分泌皮脂,皮脂从毛孔中排不出来,就只能使劲往外钻了,结果皮肤受到刺激,形成一个个小痘痘,青春痘就这样诞生啦!

　　不严重的青春痘是红色的,毛孔已经堵塞了,但皮脂也要往外钻,所以红包就会顶上一个白色小帽,这就是人们所说的"白头粉刺"啦!有时,皮脂会和外面钻进毛孔的灰尘混合,让红包顶上个黑色小帽,这就是"黑头粉刺"。

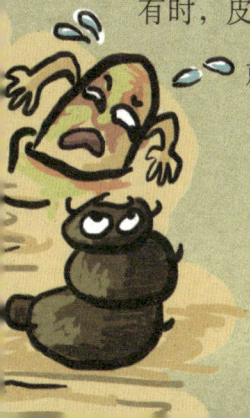

把青春痘挤出来没事儿吧?

不管哪一种粉刺都严重影响人的容貌,为了尽快让粉刺消退,有人用手去挤粉刺,看着挤出来的白色分泌物,心想,青春痘里的脏东西都挤出来了,青春痘就会很快消退了。其实并不是这样哦,挤出来的白色分泌物,是堆在毛孔中的皮脂,名叫"皮脂栓",不是痘痘里的脏东西,也不是什么"毒"!

如果把皮脂栓挤出来,毛孔看似是畅通了,却存在很大的危险哟!因为汗毛孔的大门被打开了,空气中的细菌就会乘机而入!空空的汗毛孔,细菌很容易就钻进去了,粉刺就会变成小脓包,开始发痒、发疼!

如果粉刺又痒又疼,用手去挤,手上的病菌会进到粉刺中,使本来挺小的痘痘变得很大。最恐怖的是皮肤会在你的挤压下出血,那是把毛细血管给挤破了,细菌就可能随着毛细血管的破口钻进去。血液如果被

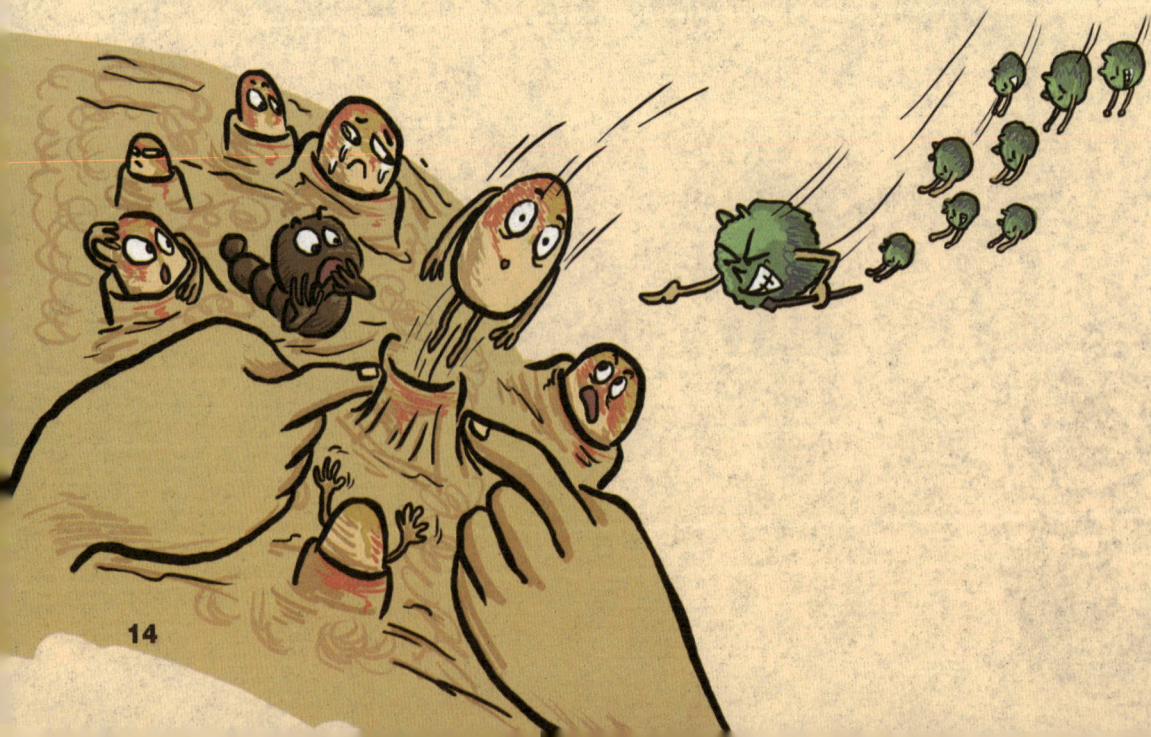

细菌感染，那可就严重了哦！

人们常说，有了青春痘一定不要用手去挤压，特别是长在脸部危险三角区的痘痘，那就更不要去挤。否则的话，细菌就会顺着毛细血管进入到大脑中去，这多么危险呀！

趣味问答

脸部危险三角区是什么地方？

脸部危险三角区是医学名称，从嘴角两边往上画线，在鼻根处连接成一个三角形，这就是脸部危险三角区。为什么说三角区很"危险"？是因为脸部危险三角区的静脉血管内无瓣膜，这与大多数血管不同。一般血管内都有瓣膜，能够防止血液回流，脸部危险三角区的静脉血管没有这个功能，血液可以反流，因此脸部危险三角区一旦有损伤或感染，细菌或病毒就会沿着血管钻进大脑，引发更大的伤害，这可是追悔莫及的事哦！

因此，脸部危险三角区里长痘痘时，千万不可用手去挤，要管住自己的手哦！

咦？他怎么用左手写字？

　　大多数人拿筷子、拿笔、使用鼠标……都习惯用右手，也有少数人喜欢用左手，拿筷子用左手，写字也用左手，这到底是怎么一回事呀？下面我们一起探究左手的秘密吧！

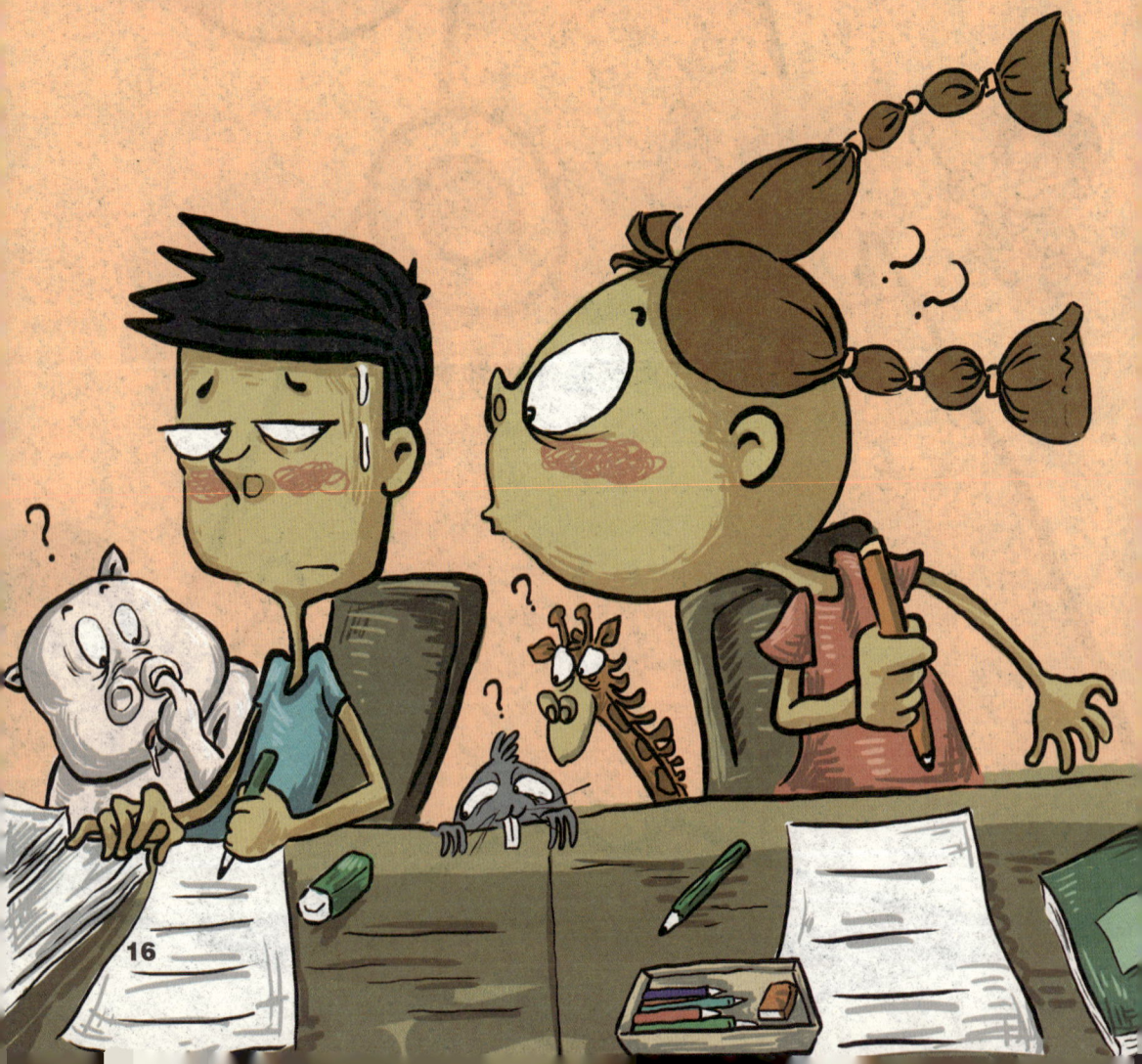

左撇子是怎么形成的?

在日常生活中，大部分人都习惯用右手，也有一部分人习惯用左手，人称"左撇子"。

这些左撇子一般是从小就用左手，长大后写字也用左手，不论爸爸妈妈怎么教，也不会用右手，这究竟是怎么回事呢？很多科学家都在研究这一现象，也得出了一些不同的结论。

从遗传学角度来说，左撇子可能是遗传所致，如英国皇室家族的伊丽莎白女王、查尔斯王子以及年轻的威廉，都是左撇子。所以左撇子就像眼睛的颜色一样，是由遗传因素来决定的。

不过，也有人说左撇子是受到外界影响才形成的，如一个小朋友从小开始学拿筷子时就用左手，没人教他改用右手，那么他一生都用左手。

还有人说，因为宝宝在妈妈的子宫中时，宝宝只选择一半的身体适应子宫的环境，这一侧的发育就会快些，而另一侧就会发育迟缓些，因而使左、右手有不同的发育，所以就有了左撇子。

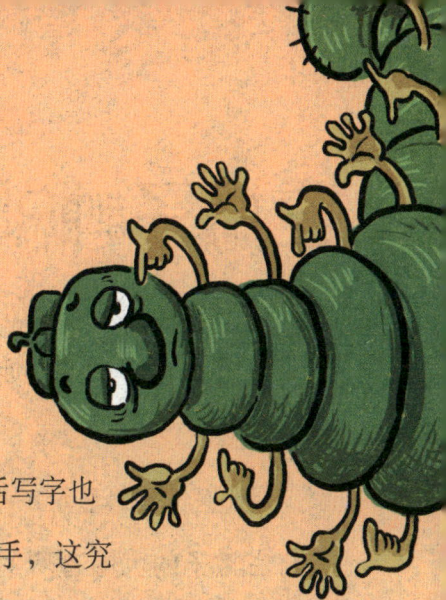

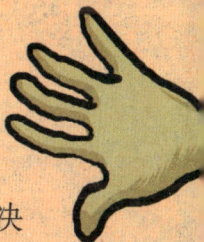

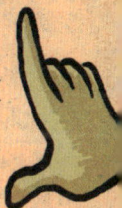

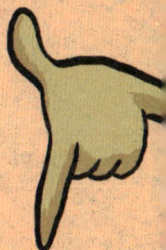

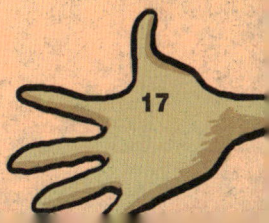

左撇子都聪明吗?

　　有不少人认为左撇子的人都聪明，许多历史名人、艺术家、发明家和演员都是左撇子。

　　现代医学资料显示，左撇子的大脑与右撇子的大脑有所不同，所以并不是智力原因让你用左手还

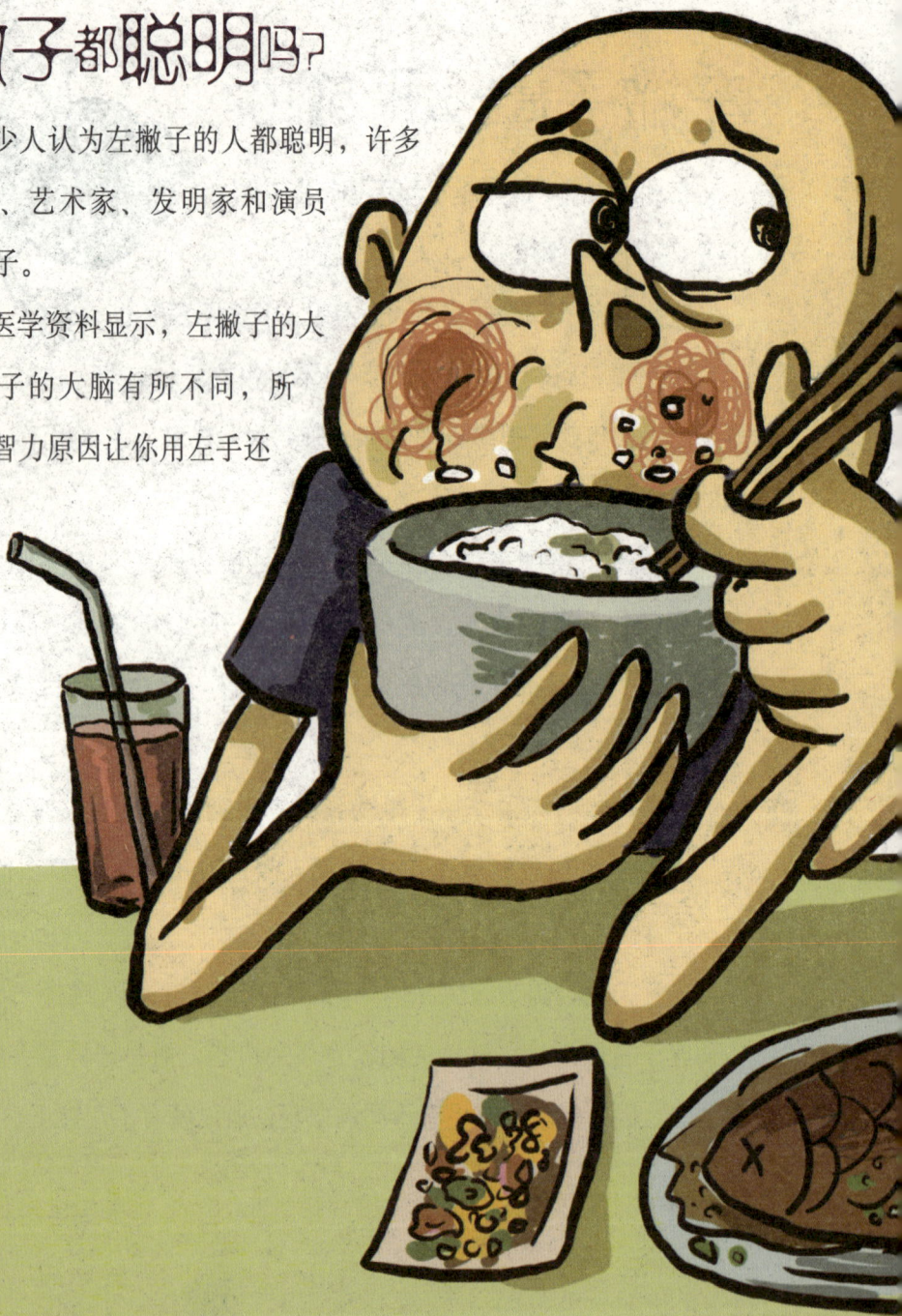

是右手，而是因为这个不对称，才会让你选择用左手还是用右手。事实上，在胎儿阶段，宝宝大脑的左、右半球并不是均衡发育的。

一般人的左脑发达，所以习惯用右手。大脑的左半球主管语言能力，右半球主管人的理性思维，所以左撇子的人不一定会很聪明，而语言能力会更差一些才对。

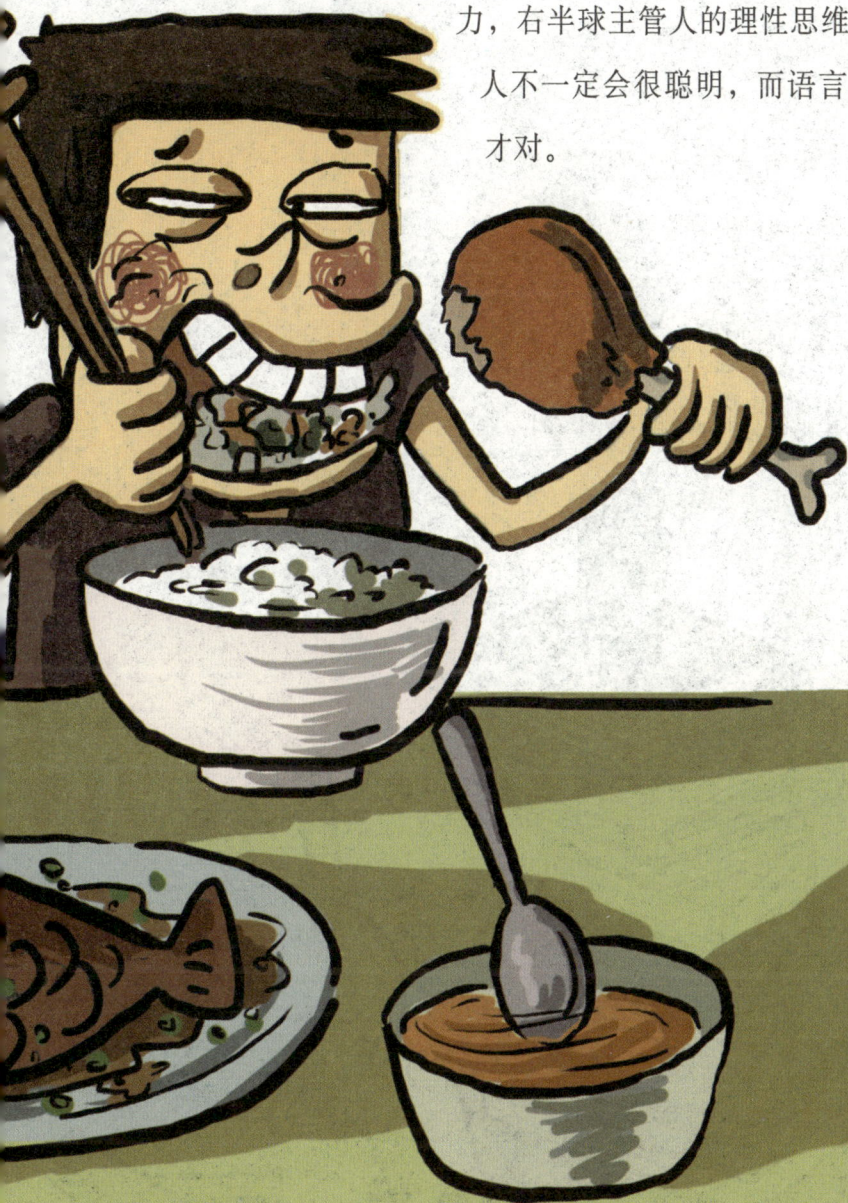

左撇子有哪些好处呀?

既然左撇子不能比正常人更聪明，那么左撇子有什么优点呢?

左撇子，表明这个人的左脑较发达，使用单侧肢体的能力也比一般人优秀，传递信息更快，因此优秀的乒乓球、网球运动员常常是左撇子。

不过，左撇子也有许多不方便的地方。因为大多数人习惯使用右手，许多工具、用具都是根据使用右手的习惯来设计的，所以有些工具、用具可能只适合右手使用，而左手却不能使用。

英国学者还观察到了一件有意思的事：习惯用右手的人使用大脑的左半球多一些，左半球可以在听别人说话时正确处理信息，当别人撒谎

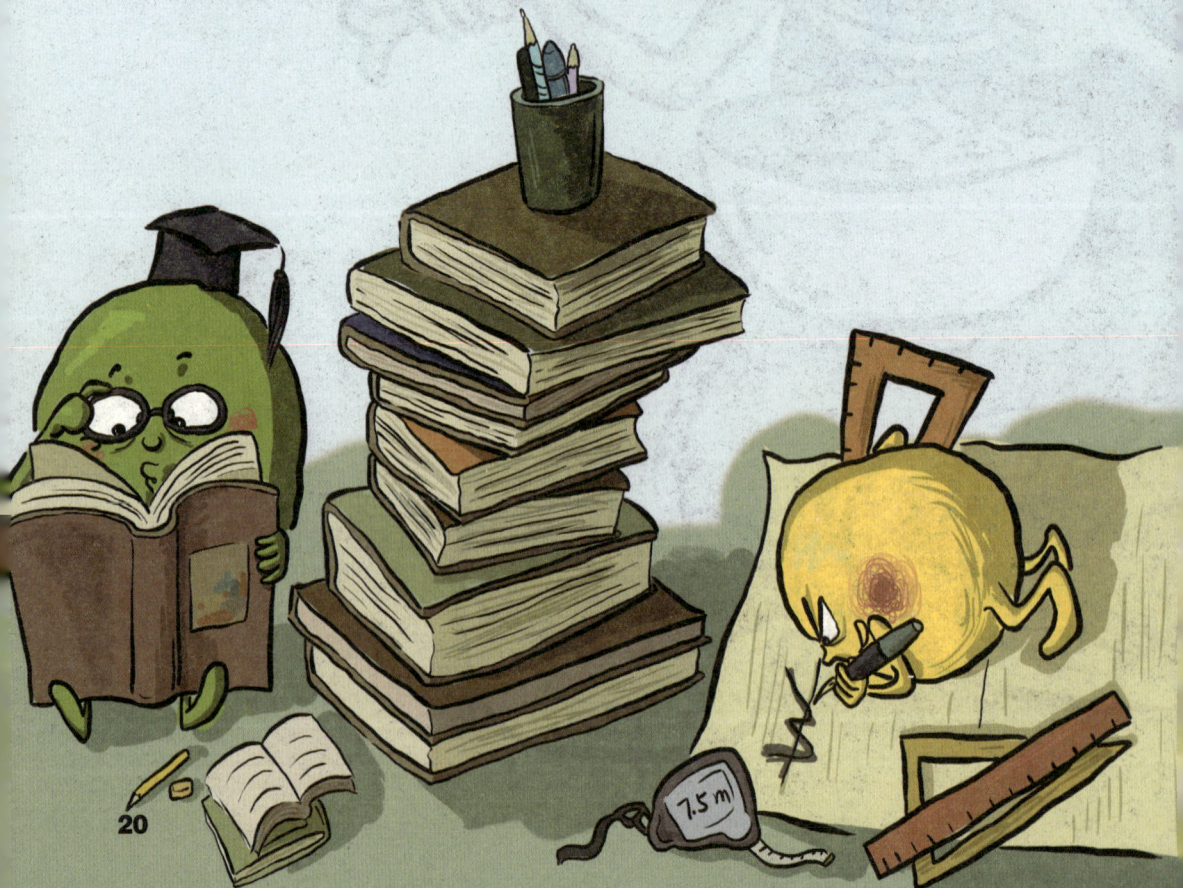

时，他会注意到一些细微的细节。而左撇子使用脑的左半球，不能排查出一些小细节，而且在记忆数据等方面也差得多！所以有学者认为，左撇子更容易上当。

大脑左、右半球都有什么功能？

人脑中有两千亿个脑细胞，可储存一千亿条信息，但一般人对脑的使用率不到5%，因此，人脑是一处蕴藏量巨大、有待开发的资源，能正确运用左、右脑，就会变得更加聪明。

左脑主管语言，也就是习惯用语言来处理信息，主要控制知识、判断、思考等方面，与显意识有密切的关系。右脑负责把左脑传来的信息进行批量整理、统计，并创造出新的信息。所以一个人如果能活用右脑，听声音就可以分辨出颜色，浮现图像或闻到味道等。

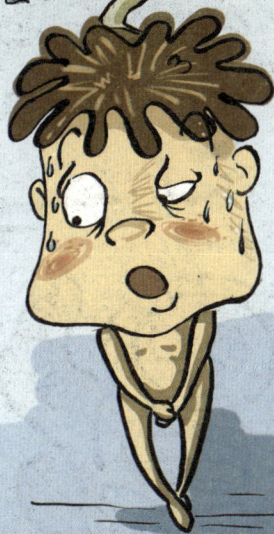

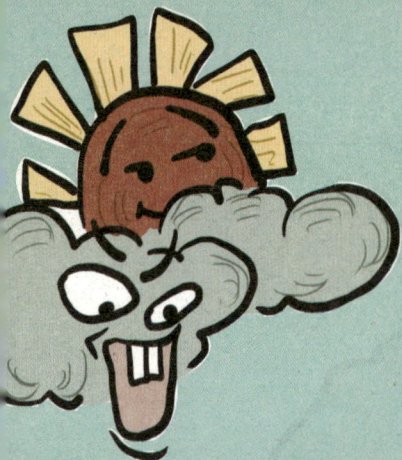

悄悄告诉你：
你也有第三只眼睛

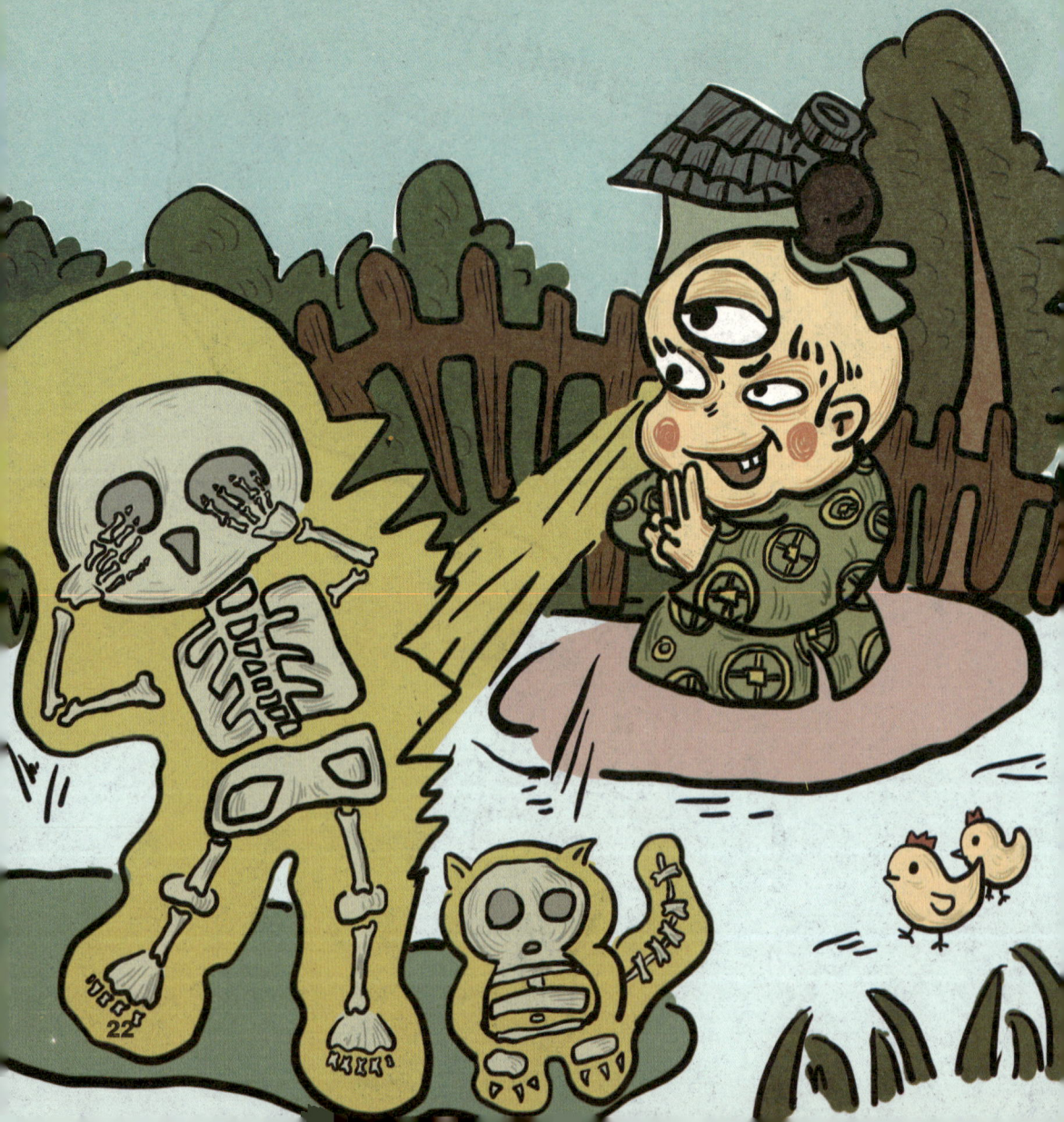

读过中国古典文学名著《西游记》的小朋友都知道神通广大的二郎神，他是唯一可以和孙悟空抗衡的天神，英俊潇洒，两眉之间还有第三只眼睛，一下子就看穿了孙悟空化作土地庙的鬼把戏。这的确是一只让人羡慕的神奇眼睛呀！可惜我们人类只有两只眼睛！嘘——悄悄告诉你，其实你也有第三只眼睛！

有躲藏起来的第三只眼睛吗？

第三只眼睛可不是二郎神独有的哦！人们在一些已灭绝的古代动物头骨上发现多了一个洞，考古学家认为，这个"洞"应该是第三只眼睛的眼眶。

在遥远的古代，无论是陆生的动物还是水生的动物，都曾经有过第三只眼睛，随着生物的进化，一些没什么用处的器官陆续退化了，例如人的尾巴、家禽的翅膀等等。这第三只眼睛也因用处不大而慢慢退化了。科学家发现：人处于胚胎阶段，也就是两个月左右时，这第三只眼睛还存在，后来才没有的。

听到这里，许多小朋友们都会焦急地追问："这第三只眼睛去了哪里？是消失了，还是藏在什么地方了？"小朋友们不要着急，第三只眼睛没有消失，只不过藏进了人的脑中。

医学专家用青蛙做过实验，发现青蛙脑内有一种物体竟有对光线敏感的结构，这个结构就像我们眼睛里的视网膜一样，能分辨颜色。人的大脑中也有，医学上称为"松果体"，有人称它为"折叠的视网膜"。

为什么叫松果体？

藏在人脑中的这只"退化的眼睛"——松果体，虽然已经不能在头脑外面做眼睛该做的工作，但它也不是藏在脑中完全休息去了，它也是很神通广大的哦。

这只"眼睛"位于两眉中心、中脑后方的位置。人小的时候，松果体的体积最大，随着年龄的增长，松果体会逐渐钙化萎缩，变成一颗豌豆那么大，形状很像松果，所以得名松果体。

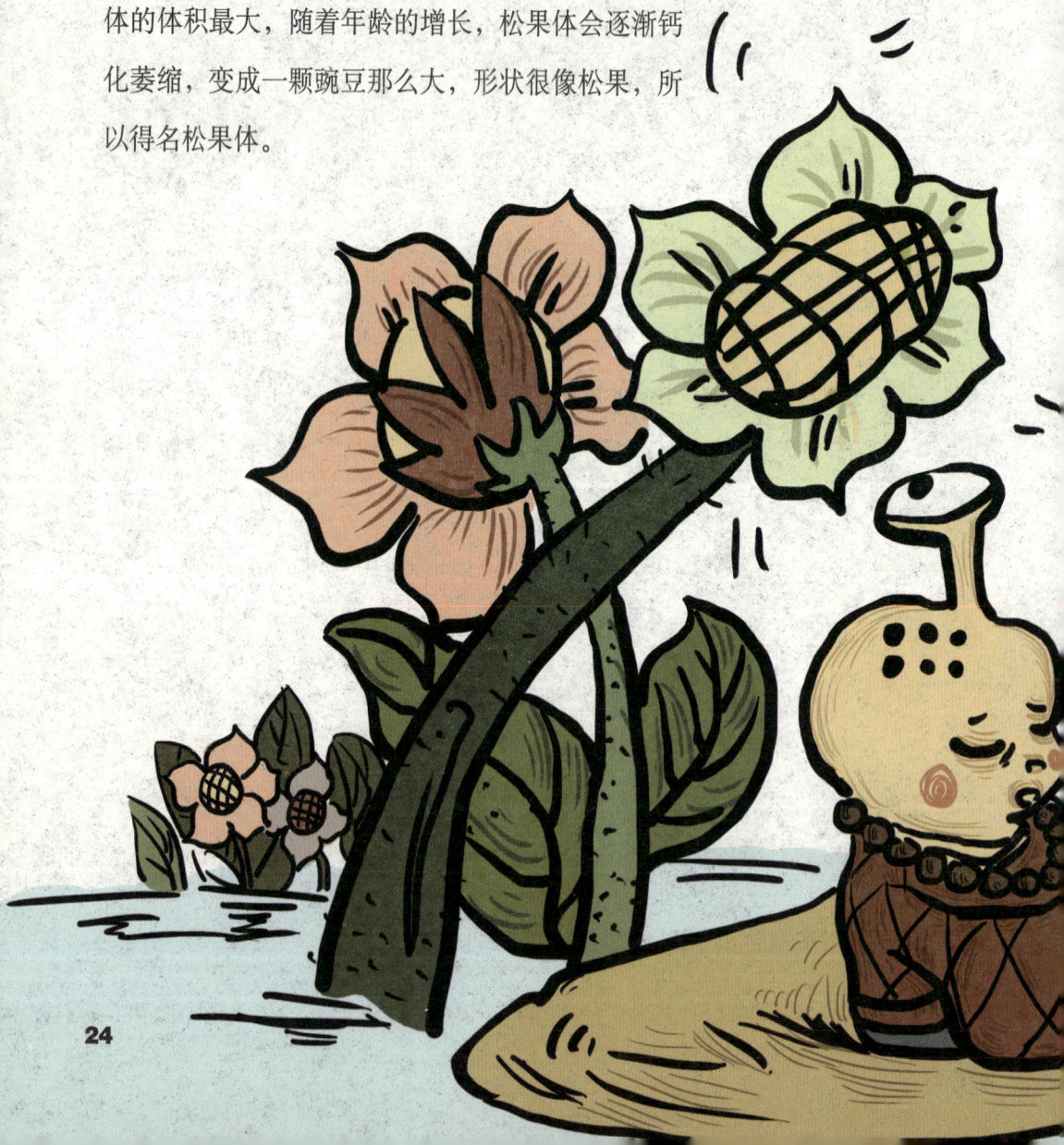

松果体有什么功能呢?

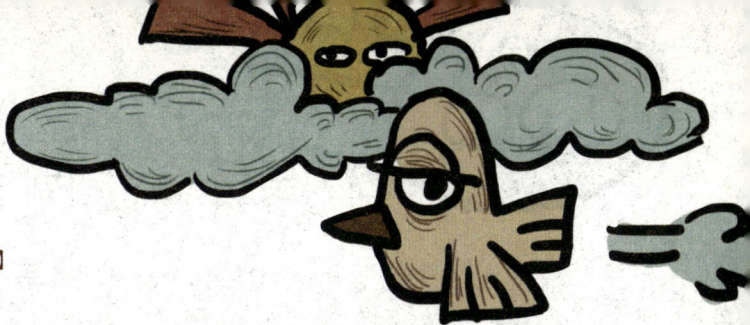

松果体虽然不能再具有眼睛的功能，但它仍然是人体内一个重要的内分泌器官。它会分泌出一种名为"褪黑激素"的荷尔蒙，对人体的生命活动有重要的影响，医学家称为"生命密码的中枢"。例如松果体具有"生物钟"的功能，就像是人体中的一块钟表。天黑了，松果体会分泌大量的褪黑激素，这时大脑就会发出指令："天黑了，要睡觉啦！"天亮了，松果体会随之减少褪黑激素的产量，于是大脑就会发出指令："天亮了，该起床了。"人们所说的"生物钟"，实际上是指这颗豌豆大小的松果体。

除具有"生物钟"的功能外，人体内各种器官能分工协调地工作，这都是松果体的功劳！血液中含有多种荷尔蒙激素，如肾上腺素、生长激素、性激素等，尽管分泌的数量有波动，但都稳定在一个正常值的范围内，不会大起大落，从而维持生命的正常运作，这一切都是松果体的功劳，人们亲切地称它为"荷尔蒙总管"！

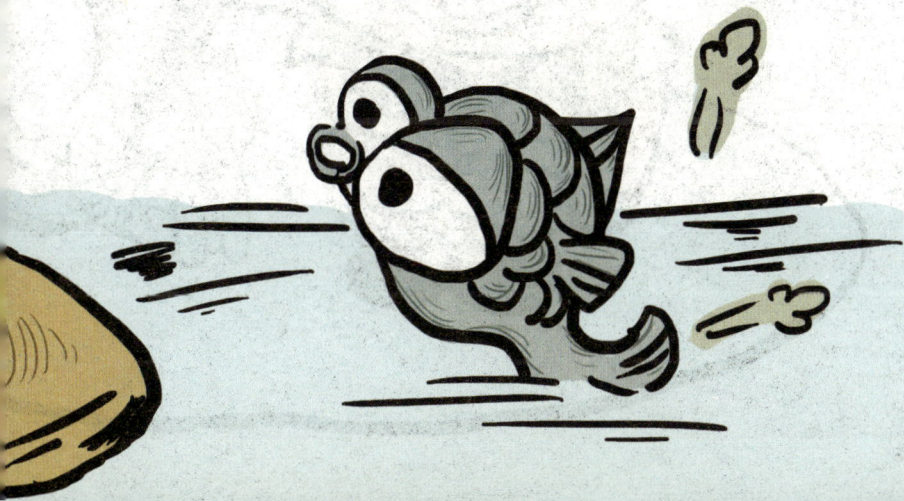

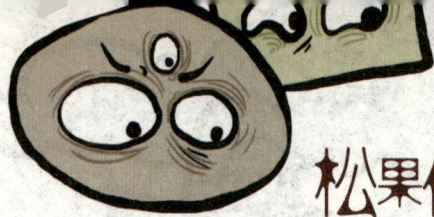

松果体会让我们又哭又笑！

有些人在春天觉得心情很好，一到秋冬季节，就会莫名地觉得悲伤。人的心情会随着季节的变化而变化，这到底是怎么回事呢？呵呵，这是"松果体"在起作用哦！

其实，松果体并不能直接掌管人类情绪的变化，但它分泌出来的褪黑激素会影响人体各种激素的分泌量，让心情发生变化。由于褪黑激素的分泌量，受到昼夜自然规律的控制，白昼太阳光强时，会让它减少分泌量；天黑后，光线很弱，会让它增加分泌量。

秋冬季节，白天短了，夜晚长了，而且秋冬季节白天的太阳光强度也比春夏减弱了许多。所以，松果体分泌的褪黑激素就会增多，造成甲状腺素、肾上腺素等能振奋情绪的荷尔蒙分泌减少，于是我们就会感觉不高

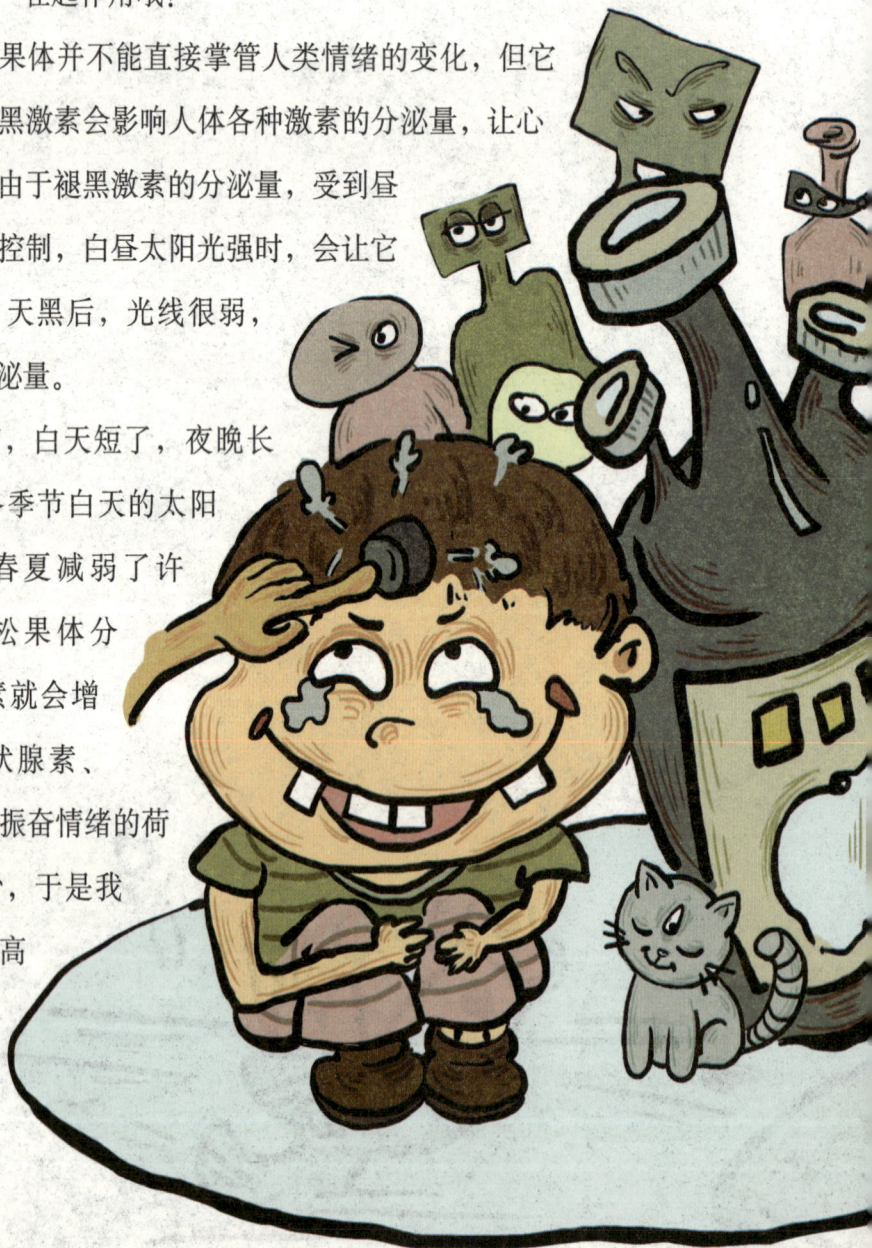

兴，情绪变得低沉。这就是人们在明媚春光中心情会变好，而在秋冬季节就会觉得悲伤的原因。

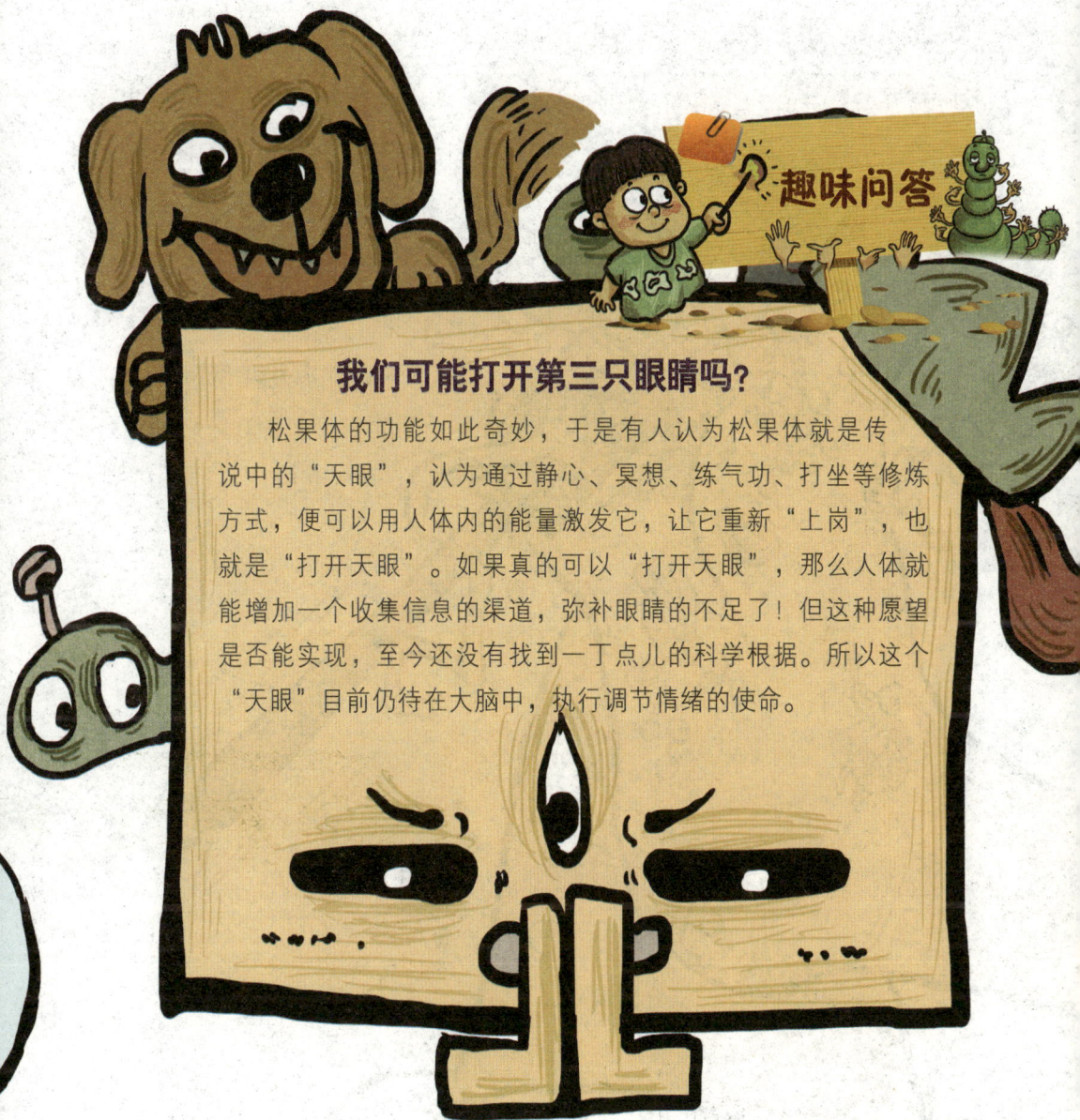

趣味问答

我们可能打开第三只眼睛吗？

　　松果体的功能如此奇妙，于是有人认为松果体就是传说中的"天眼"，认为通过静心、冥想、练气功、打坐等修炼方式，便可以用人体内的能量激发它，让它重新"上岗"，也就是"打开天眼"。如果真的可以"打开天眼"，那么人体就能增加一个收集信息的渠道，弥补眼睛的不足了！但这种愿望是否能实现，至今还没有找到一丁点儿的科学根据。所以这个"天眼"目前仍待在大脑中，执行调节情绪的使命。

我的脚好痒啊，谁能帮帮我？

夏天来了，终于可以光着脚丫子蹚水玩了！没过多久，便觉得脚趾间痒痒的，十分不舒服，甚至难受！爸爸帮我把鞋脱下来，发现脚趾之间竟然长出一些小水疱。看来，就是这些小水疱让我奇痒难耐！脚趾之间为什么会长出一些小水疱呢？为什么会让人奇痒难耐呢？小朋友，让我们好好研究一下吧！

脚为什么这么痒呢?

强力熏蚊袜

　　脚总是被关在鞋子里，肯定会觉得不好受，但也不至于奇痒难耐呀！有时脚趾间突发一阵奇痒，让人难以忍受，只好用手使劲儿挠呀、搓呀，甚至挠破皮肤流出血来仍不解痒！

　　脚趾间奇痒，长小水疱，俗称"脚气"，这是一种常见的真菌感染性皮肤病。这种皮肤病多发生于脚趾之间，是因为脚上的汗腺分泌旺盛，出汗很多，而脚又被鞋袜包裹得严严实实的，热量散不出去，汗水也不易蒸发。那些靠角质和汗水分泌物生活的细菌、真菌，喜欢这种有吃有喝又宜居的环境，就大量繁衍后代，以致各种细菌、真菌越来越多，它们的分解物不仅会产生恶臭，而且还会使局部皮肤破损、糜烂，皮肤不断受到刺激，作出反应，于是人就感觉到奇痒难耐啦！

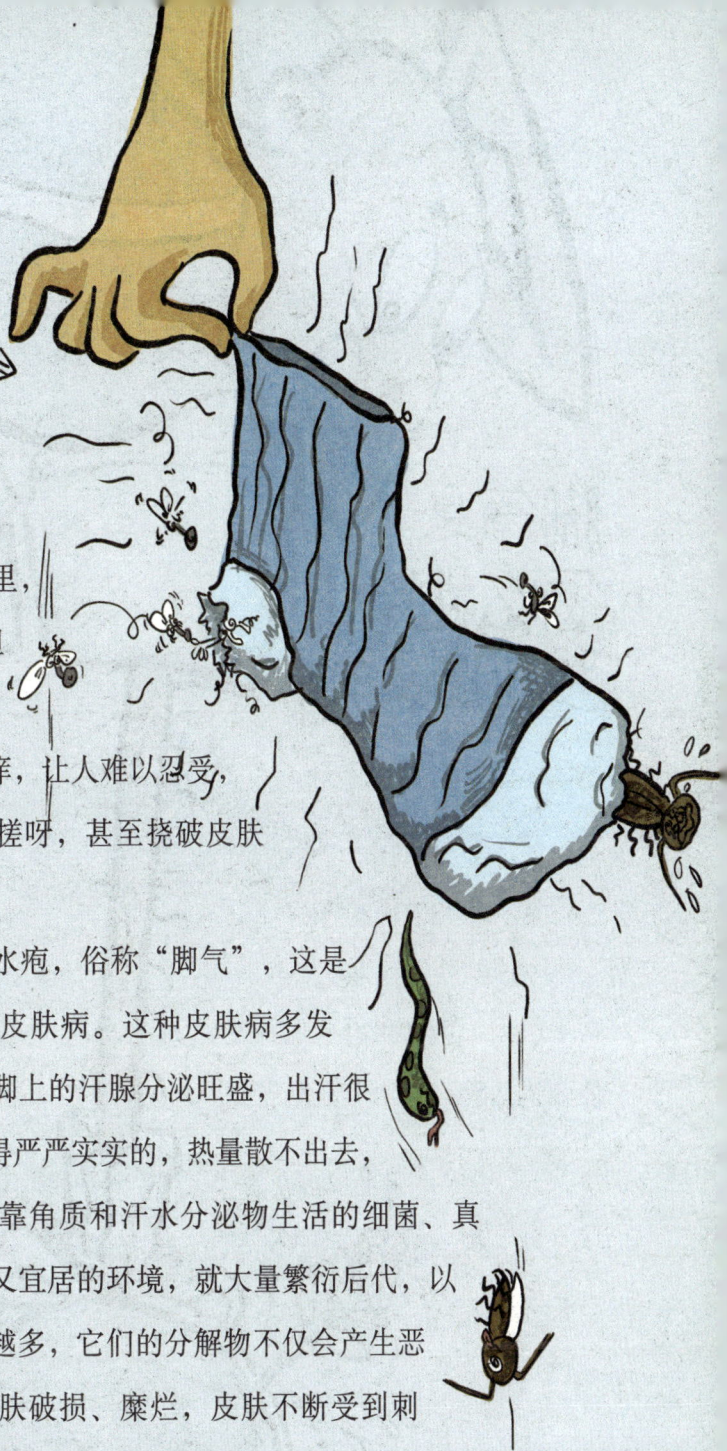

脚气是怎么跑到我的脚上的?

小朋友们不要惊讶，其实脚气是一种常见病，每十个人中就有七八个人有脚气!

人体的各个部位，以脚的运动量最大，脚会出好多的汗水，使鞋里潮湿；加上鞋子袜子通气效果差，于是脚就生活在一个"温室环境"之中。不过，单单是这种情况，人也不会得脚气，因为空气中原有的细菌还不足以让脚发痒。

导致脚气的根本原因是一种名叫"皮肤癣菌"的真菌。皮肤癣菌十分活泼，只要脚气病人接触过、踩过的地方，总有一部分皮肤癣菌留下来等待机会，等其他人经过这里，皮肤癣菌就会跟随而去。

脚气就是脚气病吗?

还有一种脚气病，却不是脚气。脚气的症状是脚趾间出现水疱、局部皮肤糜烂、脱皮、干裂、瘙痒等，而脚气病可没有这些症状。

脚气病是一种因人体缺乏维生素B_1而引起的全身性疾病。如果长期以精白米为主食，没有其他副食做调节补充，就易得脚气病。脚气病的症状表现为胃不舒服、便秘、易激动、易疲劳、记忆力减退、失眠、体重下降等，严重的脚气病会让人感到肢端麻木、感觉异常、站立困难，甚至会出现心力衰竭，诱发脚气心脏病。

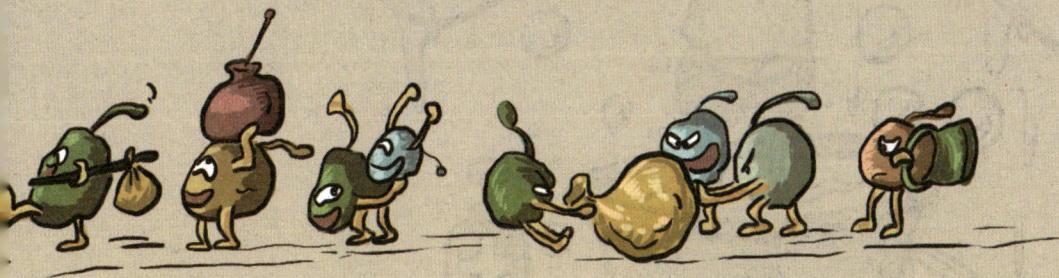

脚气怎么预防呀?

只要我们了解脚气传染的特点，不让皮肤癣菌靠近你，在脚上扎根，预防脚气就容易多了。所谓知己知彼才能百战百胜嘛!

脚气是很容易传染的，所以小朋友们不要在公共澡堂、游泳池边光着脚乱跑，也不要与别人共用拖鞋、浴巾等;鞋要勤换、勤晒，最好不穿胶鞋和不透气的球鞋。袜子要勤换、勤洗。当然，最重要的是要有一个强健的身体，才会百毒不侵，因此要加强锻炼，提高身体的抵抗力哦!

预防脚气，还需要小朋友们的父母经常对家中的洗漱间进行清洁消毒，消毒剂可用漂白粉或消毒液等，一定要选用对人体无伤害的产品。

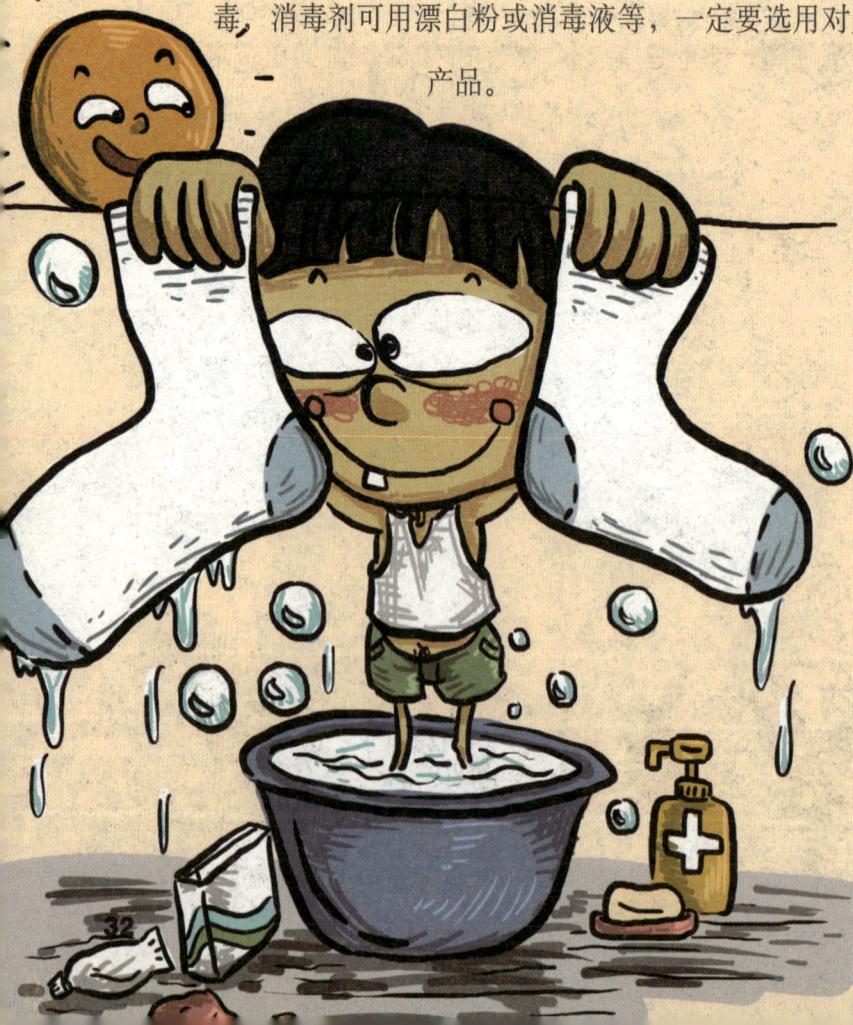

鞋柜也要经常通风、晾晒，放入一些干燥剂去除潮气，这样可防止真菌在鞋子里滋生；也可以放入一些香料、茶叶、竹炭等去味杀菌。

趣味问答

细菌和真菌
不一样吗?

细菌和真菌的确不一样!

细菌是生物的主要群种之一，属于细菌域，一般是单细胞，细胞结构简单，由细胞膜、细胞质、核质体等部分构成，缺乏细胞核、细胞骨架以及膜状胞器，广泛分布于土壤和水中，或者与其他生物共生，人体上带有相当多的细菌。

真菌，是真核生物，通常分为三类，即酵母菌、霉菌和蕈菌（大型真菌），归属于不同的亚门。大型真菌有香菇、草菇、金针菇、双孢蘑菇、平菇、木耳、银耳、竹荪等。真菌的细胞既不含叶绿体，也无质体，是典型的异养生物。它们从动物、植物的活体、死体，以及断枝、落叶和土壤腐殖质中吸收和分解其中的有机物作为营养。真菌的异养方式有寄生和腐生。真菌常为丝状和多细胞的有机体。

胆·小·鬼的 "胆" 是不是真的很·小·呀?

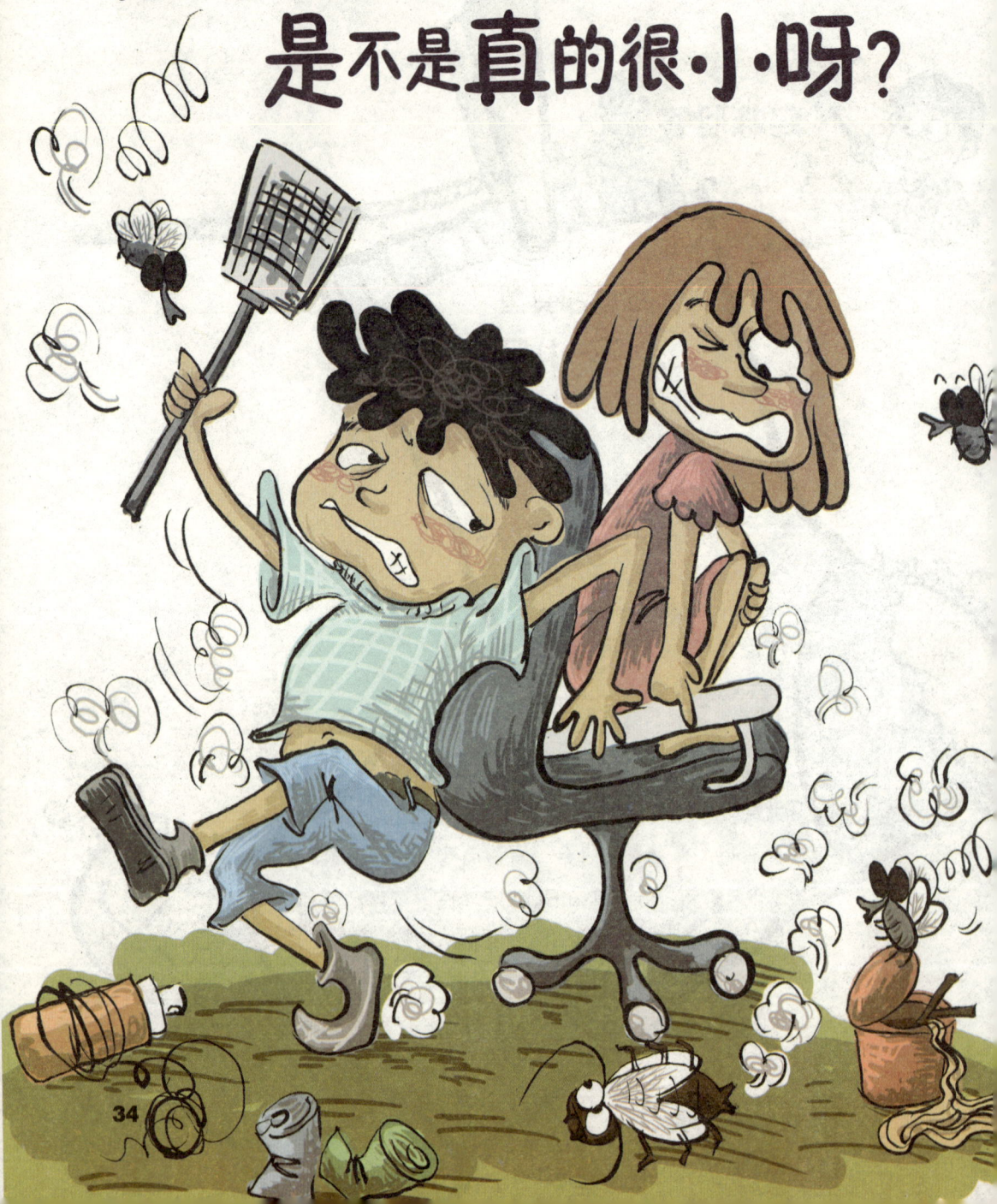

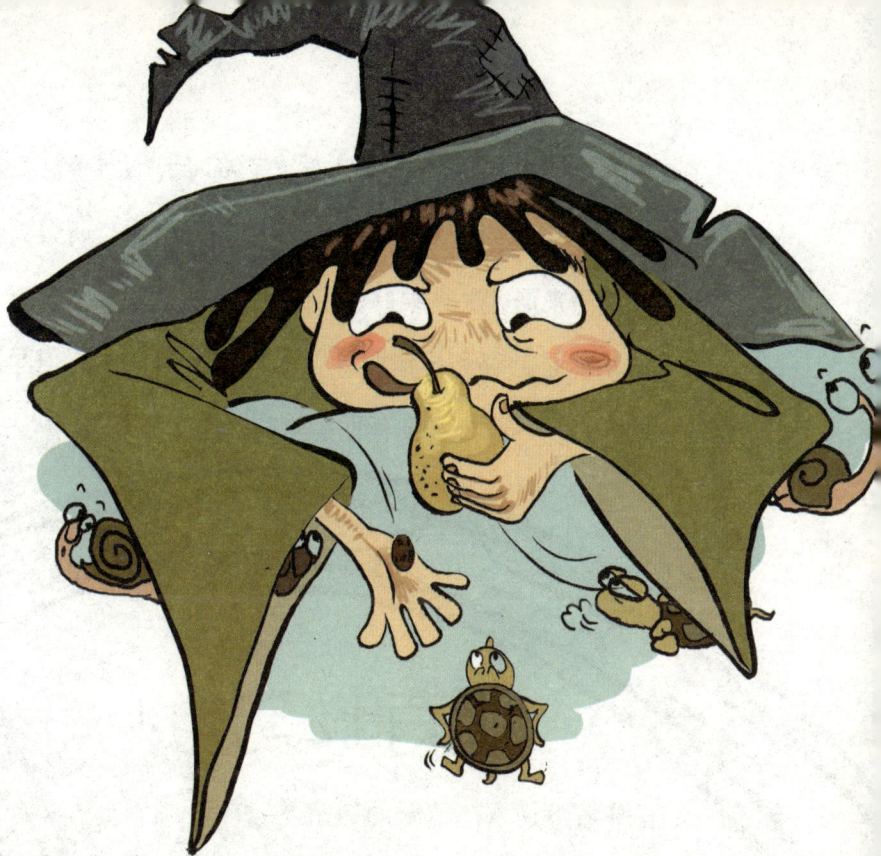

有些人胆子大，常做出一般人不敢做的事，赞扬他的人会说："你真是吃了熊心豹子胆！"

有些人胆子小，如有人怕天黑，有人怕上高，有人怕蛇，有人怕毛毛虫……总之，这些人所害怕的东西一般人并不认为可怕，如毛毛虫，长得固然难看，身子又冰凉的，令人很不舒服，但它毕竟无法伤害人类，有什么可怕的呢？于是这些怕这怕那的人，就常被他人讥笑为"胆小鬼"！

有些爱动脑筋的小朋友会想："有人胆小，是不是因为他的胆长得太小的缘故呢？"小朋友，让我们一起去查找资料，探寻"胆小"的秘密吧！

人体里有胆吗?

胆是人体的一个内脏器官，又名"胆囊"，形状像一只梨，可没有梨子那么大哦。一般人的胆囊只有鸽子蛋般大小，里面大约装有30至50毫升的胆汁。胆囊附于肝的短叶之间，与肝相连，所以人们用"肝胆相照"这个成语来形容关系很好。

胆的功能是贮存和排泄胆汁，参与饮食的消化。但胆的大小与人性格的"胆大"、"胆小"没有直接关系！

胆有什么功能？

肝脏和胆是人体重要的内脏器官，肝细胞分泌的胆汁，都暂时存放在胆囊中备用。我们吃饭时，胆囊接到命令，就会收缩，使胆汁从胆囊中陆续排出，完成消化食物的任务。由此可见，胆囊的功能是分泌胆汁，帮助消化食物，并没有决定人"胆大"、"胆小"的功能。

聪明的小朋友也许会问："既然胆囊只有鸽子蛋般大小，能存放的胆汁也不多，会不会有胆汁不够用的问题？"人体的奇妙，正在于此，胆囊自有它解决胆汁不够用的办法。胆囊的内壁会吸收胆汁中的水分和氧化物，使胆汁变得黏稠，浓度增高，也就是变成浓

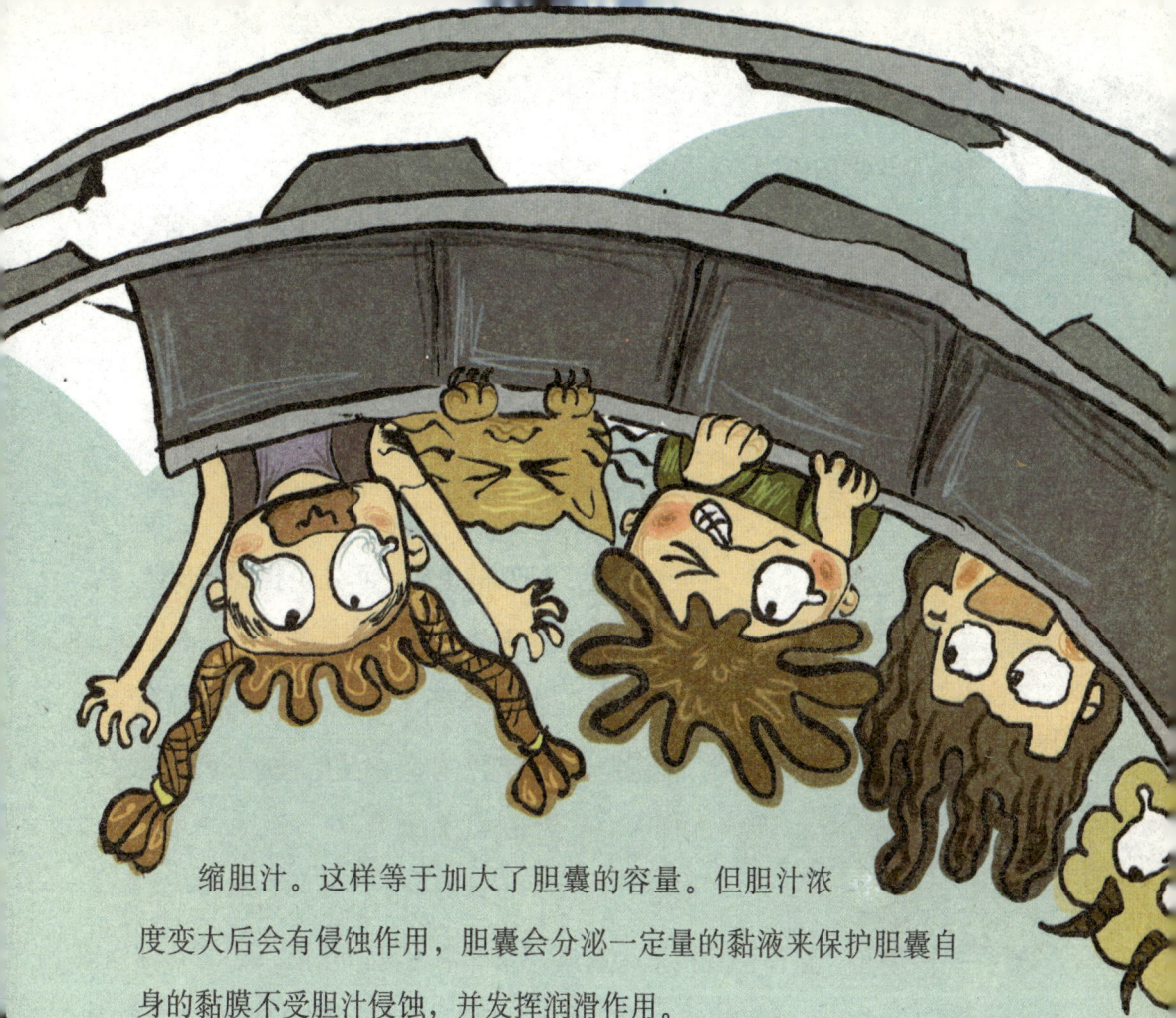

缩胆汁。这样等于加大了胆囊的容量。但胆汁浓度变大后会有侵蚀作用，胆囊会分泌一定量的黏液来保护胆囊自身的黏膜不受胆汁侵蚀，并发挥润滑作用。

胆子有大有小是什么原因呢?

人的性格有"胆大"、"胆小"之分，是由人体内的一种单一氧化酶所决定的！人体内的氧化酶很多，单一氧化酶是一种抑制神经传导物的酶。也就是说，如果它分泌很多，我们就会变得胆小，如果它分泌很少，那么我们的胆子就会很大。

科学家在验证了探险者的氧化酶之后更加肯定了这一点，因为探险者体内分泌的单一氧化酶很少，所以人的情感不容易控制，探险者就不会考虑太多的内容，心里就不会感到害怕。

另外，人分泌单一氧化酶的数量也不是一成不变的。有些人小时候胆子小，长大后胆子会变大；有些人有时候胆小，有时候胆子大。这都是单一氧化酶在背后指挥的结果哦！

胆囊可以切除吗?

虽然了解了胆小的原因，可还是担心变成胆小鬼，而且胆囊是人体的一个重要器官呀！有些人因为患有长期反复的胆囊炎，医生建议他把胆囊切除。能把胆囊切除吗？如果在没有别的办法的情况下，只能选择切除胆囊。

胆囊切除后，也就是把胆汁中转站摘除了，胆汁会直接进入肠道并发挥消化液的作用，如果人体能很好地调节的话，完全不会出现任何异常问题！

胆囊切除后肯定不会变成胆小鬼，马、象和鲸鱼之类的动物是天生没有胆的，它们不也一样胆大吗？在第二次世界大战中的美国将军克拉

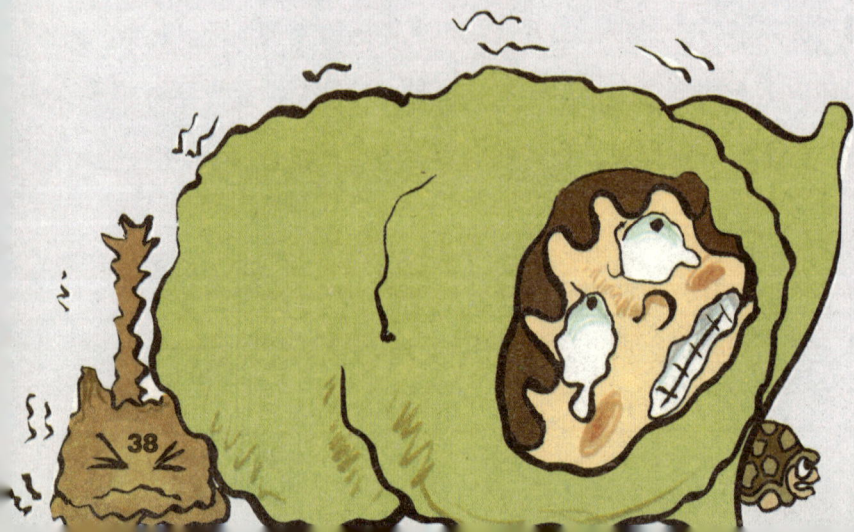

克，他因患胆囊炎把胆切除了，虽然没有胆，但他仍成为了著名的"二战"英雄。因此切了胆就变成胆小鬼，绝对是一种错误的说法哦！

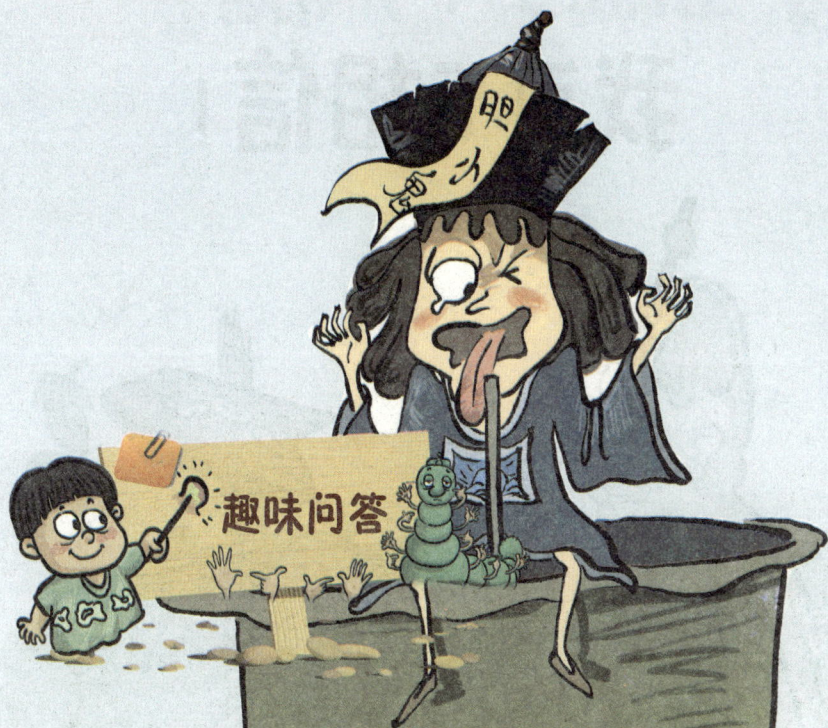

趣味问答

胆汁是什么味道的?

　　每次看到大人处理小鱼的时候总是特别小心，说如果把胆汁弄坏了会坏了一锅鱼汤，那胆汁是什么味道呢？无论什么胆，人们都俗称"苦胆"。这是因为胆汁中水占97%，但水中溶有多种物质，其中包括能帮助消化脂肪的胆汁酸，以及与消化无关的肝排泄物胆红素，都是苦味道，所以胆汁是苦的。有时人的嘴里感到苦苦的，那有可能就是胆汁反流回到胃里而感觉到的味道哦！

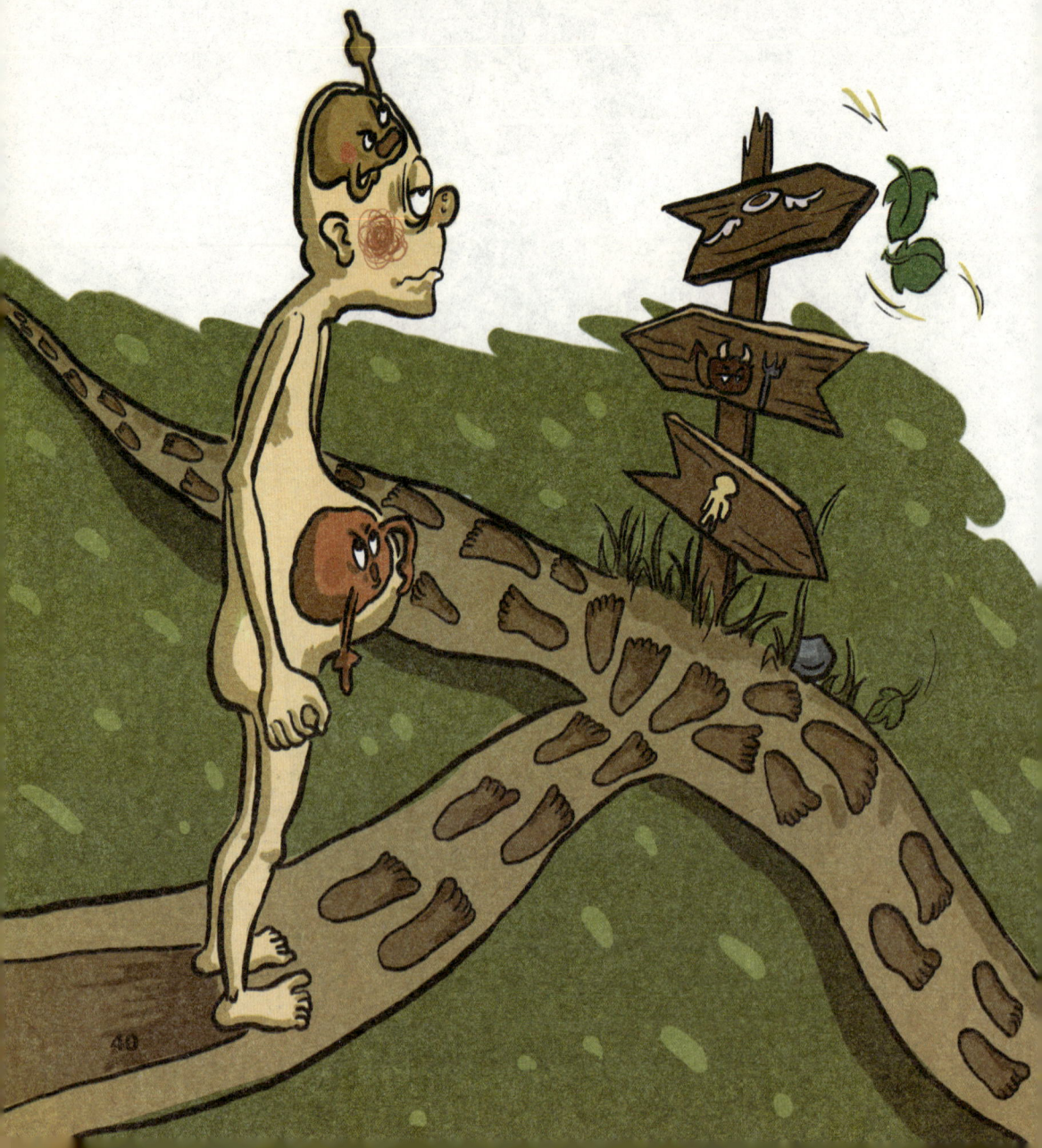

肚子里藏了个大脑？
我可不相信！

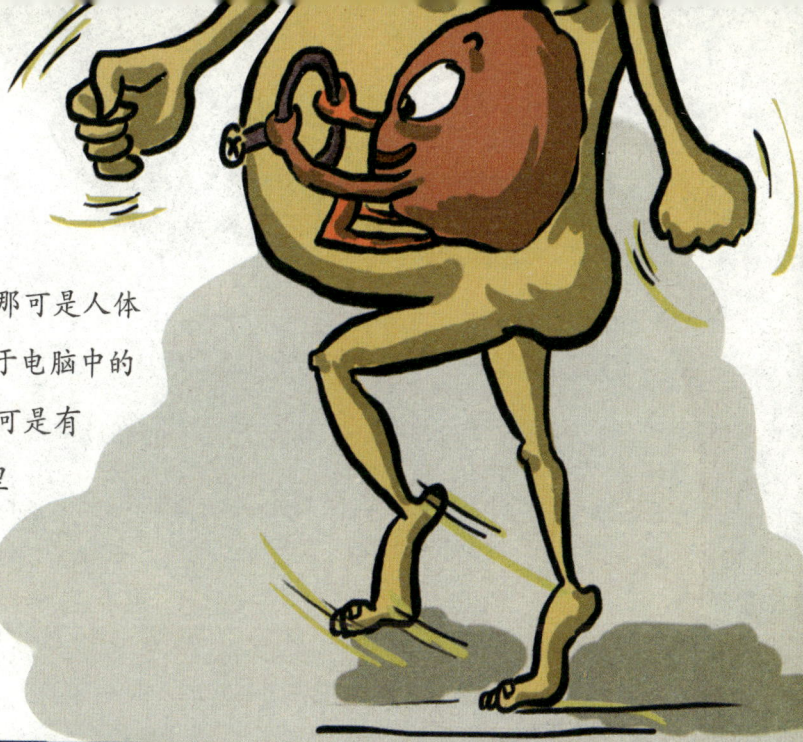

提到大脑，那可是人体的司令部，相当于电脑中的中央处理器呢！可是有人却说在肚子里还藏了一个大脑，这是怎么回事呢？这简直是不可思议呀！肚子中藏的第二个大脑在哪儿呢？它有什么作用？也可以指挥身体的各项运动吗？我真不敢相信！

谁是人体的第二个大脑？

对于人体的第二个大脑，说法有很多，有人说手是人体的第二个大脑，有人说脚是人体的第二个大脑，但这些说法都没有得到太多人的支持，这第二个大脑到底藏哪儿了呢？

1996年，美国哥伦比亚大学解剖和细胞生物学系的主任迈克·D.格尔森提出，人的第二个大脑藏在了人的肚子里，他管这个大脑叫"腹脑"。

腹脑也像核桃仁吗?

人的大脑长得很像一个核桃仁,上面充满了沟沟壑壑,那腹脑长得也像核桃仁吗? 呵呵,当然不是,腹脑其实是我们体内的肠胃神经系统!

人的肠胃中大约有1000亿个神经细胞,细胞的数量和大脑细胞的数量大体上相等哦! 腹脑在人的肚子里负责消化食物,接收信息,处理外界刺激、声音和颜色等工作。也就是说,大脑的某些判断,腹脑也同样可以做出来哦! 更神奇的是,它能像大脑一样控制人的悲伤情感。

研究人员发现,在成长过程中,经历了离别亲人、失去亲人等伤痛的人,长大后更容易患肠胃疾病。也就是说,有很大一部分的肠胃病人在儿童成长时期都经历过悲伤的事情,比如父母离异、慢性病等。

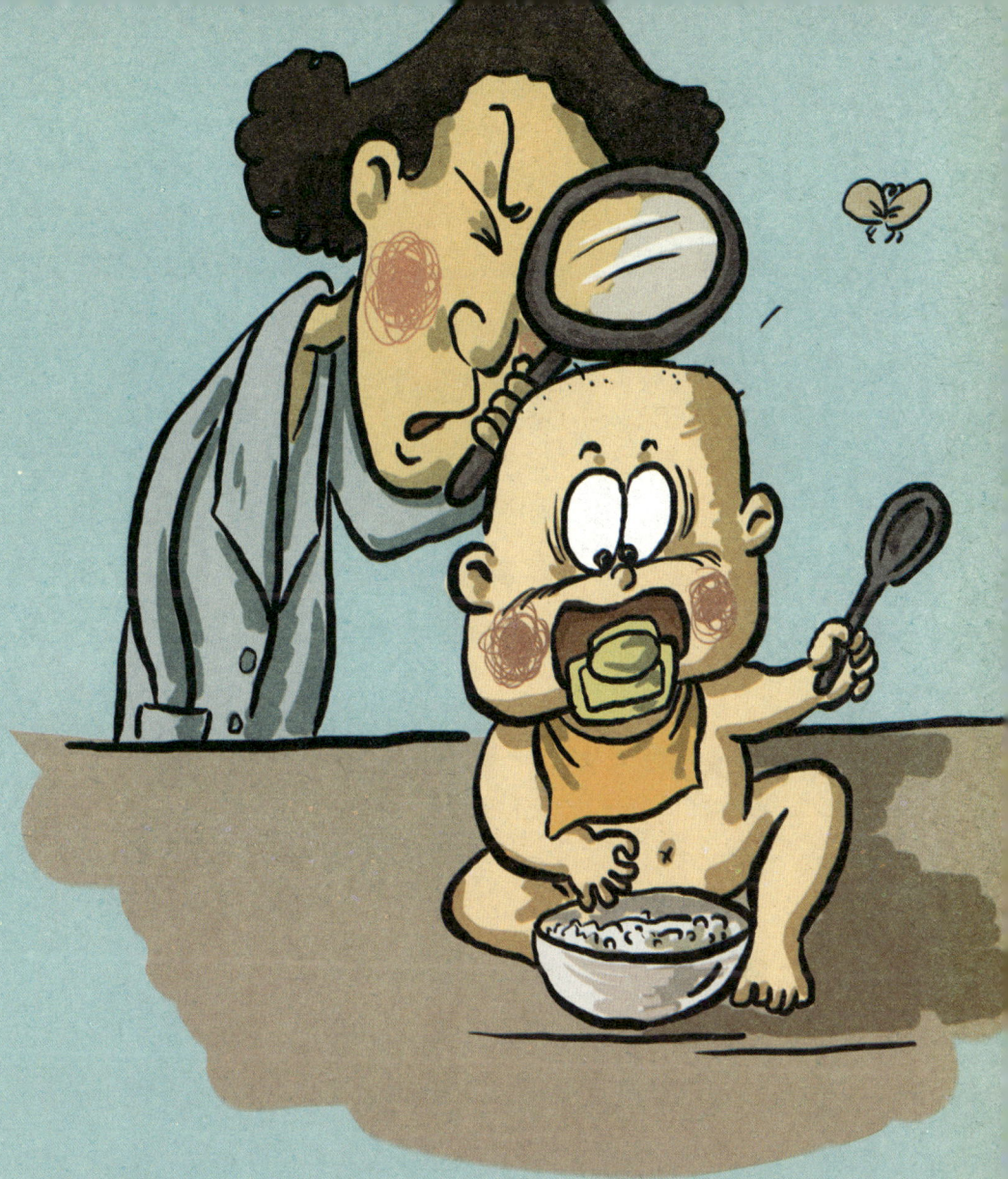

腹脑是怎样工作的呀？

腹脑是内脏神经系统中的一种，与大脑和脊髓相联系，却又独立管理胃部的活动和消化功能。它能够观察食物的特点，判断食物种类，调节消化频率，放慢或加快消化液的分泌速度。

当食物进入胃中，腹脑马上会作出判断：这个食物有什么特性，该分泌多少消化液来消化；食物中有多少营养物质要吸收；哪些是废料需要排出体外……这些工作就是腹脑主管的。

另外，腹脑和大脑一样会感觉到身体的伤痛。小朋友记得电视剧《还珠格格》中的"小燕子"吧，她一生气就会胃疼，那就是腹脑作出的反应哦！像一些忧虑、急躁甚至"帕金森"等症状，都是因大脑和腹脑发生异样反应而产生的临床表现哦！

为什么头掉了身子也会动一会儿?

纽约圣文森医院接生了一名男婴，男婴能吃能睡，和所有的婴儿没什么不同，但不久这个婴儿却去世了。医生为查明原因，解剖了婴儿的尸体。结果发现，这位男婴的颅骨中竟然没有大脑。

没有头的身子还能跑，没脑的婴儿还能出生，还能存活一段时间，这究竟是怎么回事呢？世界上的医学专家都想解开这个谜，但一直没有找到确切的答案。直到发现腹脑，医学专家进行研究后，得出的结论是：人失去大脑后还能活动，是因为腹脑在起作用。腹脑能控制人的情绪，负责控制荷尔蒙的分泌，促使身体作出反应。一旦大脑失去对身体的控制，腹脑可以在短期内承担起这一职责。但"腹脑"毕竟不是大脑，不可能长时间指挥全身啊！

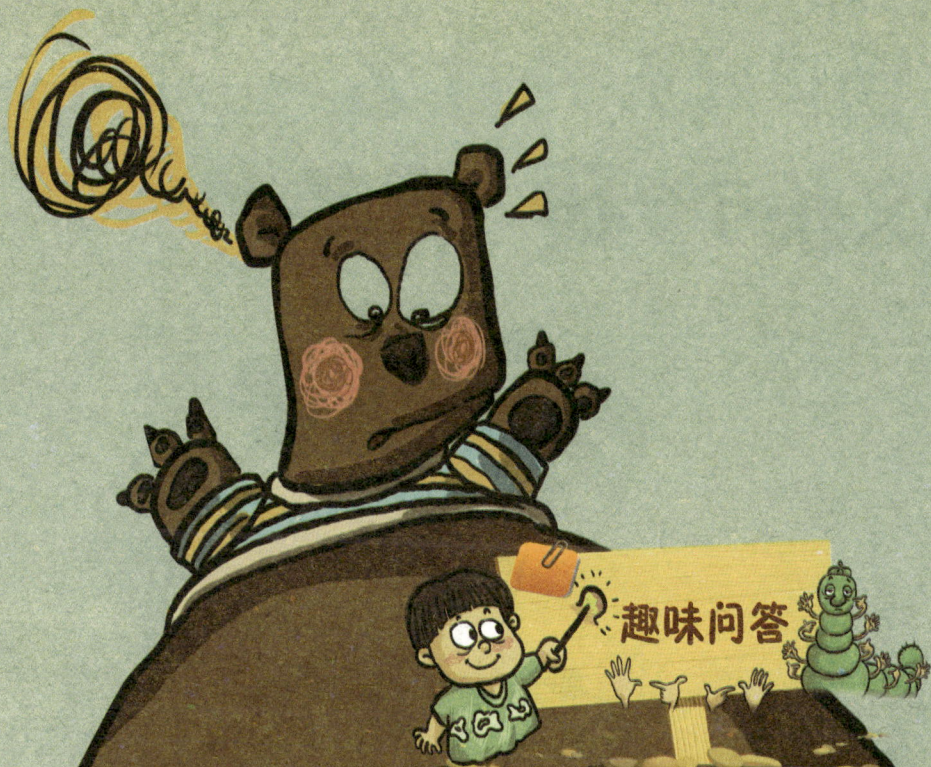

腹语是用腹说话吗?

虽然人肚子里都有一个腹脑，但腹脑并不能指挥人发声、说话。所以腹语也并不是真的用肚子说话。人平时说话，是靠唇、齿、舌共同合作才发出声音的，但是腹语却不是。腹语是把上下颌，甚至是嘴唇都合上的情况下，把喉咙振动发出的声音传给舌头，通过舌头的调节发出声音的。所以腹语也不是什么武林秘籍，也不是奇侠中的"传音入密"，只要训练一段时间，很多人都可以打腹语啦。

伤口好了，为什么又长了个硬"瓶盖"?

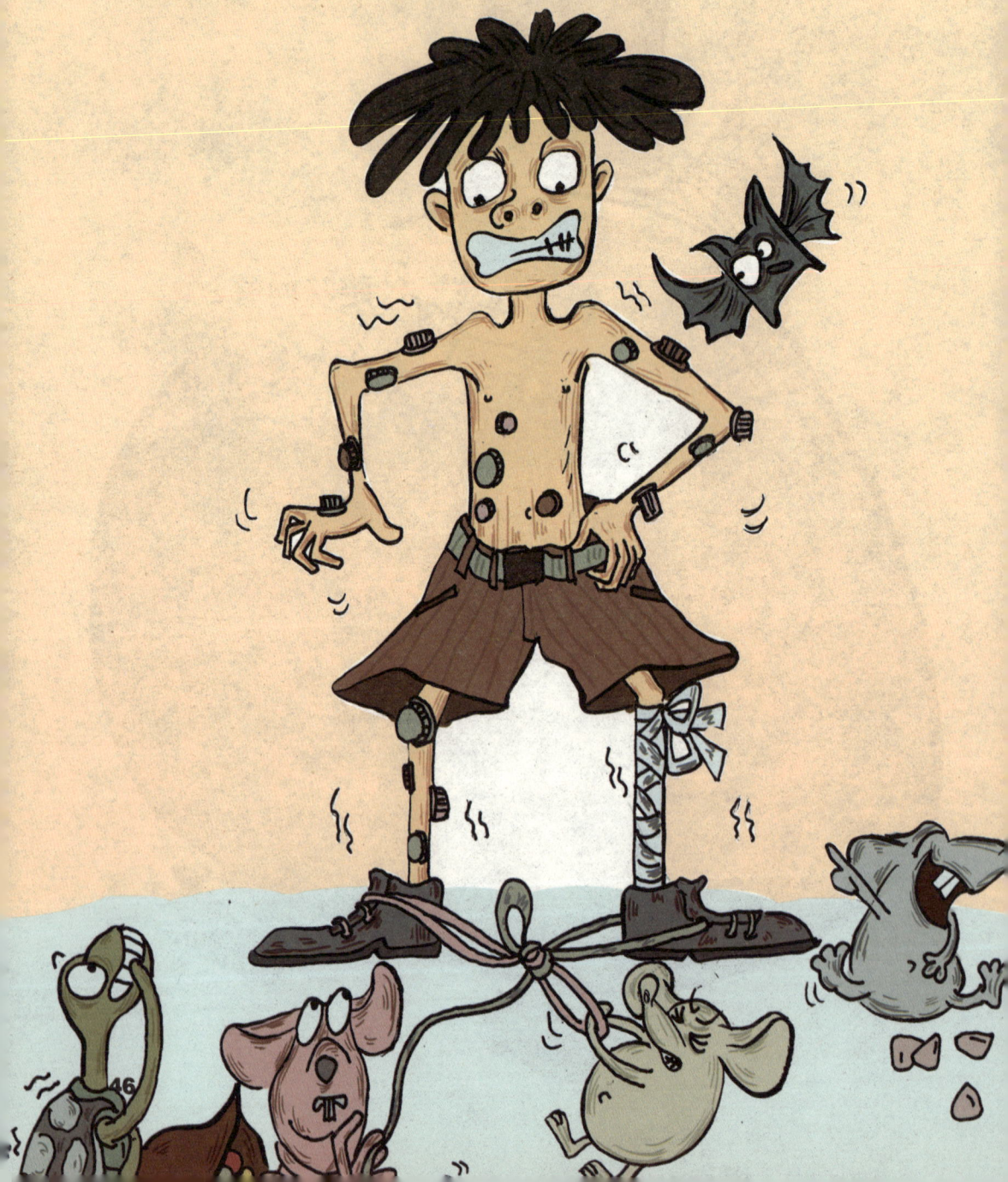

爱跑跑跳跳的小朋友难免会受伤，不是撞破这里，就是磕破那里。有的伤口很大，疼了好几天，好容易快好了，伤口上又长出一个硬痂，真难看，也不舒服，妈妈又不让抠下来！小朋友，你也许遇到过这种让你郁闷的事情。你想知道为什么会长这么个难看的痂吗？你想知道妈妈为什么不让你抠下来吗？

伤口上为什么长硬痂？

看着伤口往外冒血，真是又疼又害怕，伤口好不容易快好了，却又长出一层硬痂。硬痂确实很难看，但小朋友可不要歧视它呀！

硬痂是血液中的血小板和纤维蛋白凝结而成的哦！人体一旦被划伤，血管被划破了，血就会流淌出来。流血超过一定数量就会危及生命，所以人体一旦流血，就会启动"应急措施"，马上召唤血小板前来抢险。

抢险队员血小板接到指令后，立刻带上好多像细线一样的纤维蛋白，像是绑东西的绳子那样把红细胞和白细胞紧紧地缠起

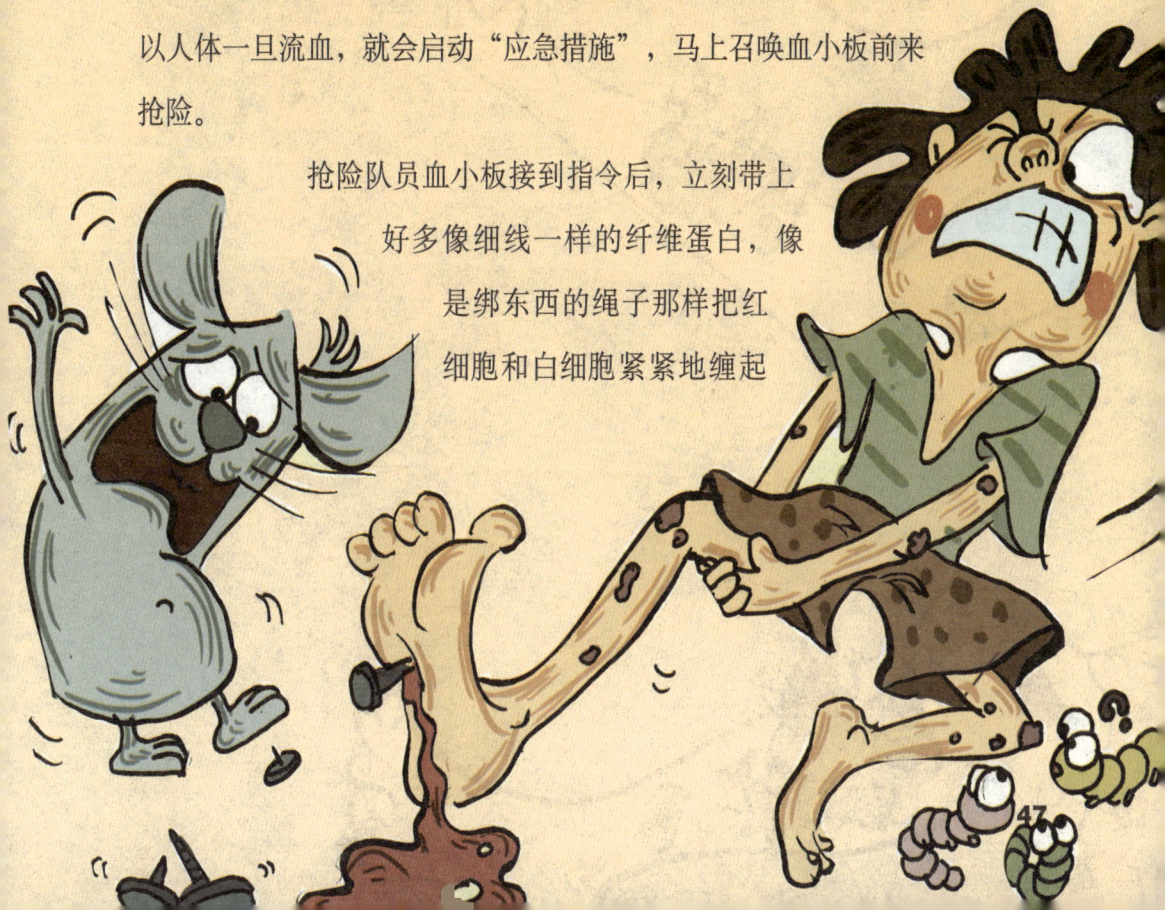

47

来。血小板和纤维蛋白齐心协力处理流血的伤口，它们紧紧地抱在一起，形成一个血块，把血管的伤口堵住了。之后，血块会逐渐变干，就是我们所说的"硬痂"。

小朋友们现在知道硬痂就像是一个瓶盖，把破损的血管堵住、不让它继续流血，真是人体自救的法宝呀。如果没有这个硬痂，血就会一直流淌，那多危险呀！

可以把硬痂揭下来吗？

硬痂把伤口堵住了，当然是一件好事，可它长得也太难看了，真想早点把它揭下来！但妈妈一再嘱咐我，不能把硬痂揭下来。难道真的不可以吗？

回答是不可以！小朋友已知道硬痂形成的原因，却不知道硬痂对伤口愈合的重要性，如果把硬痂提前揭下来，没痊愈的伤口就会和空气直接接触，空气中的细菌、病毒就会很得意地顺着伤口进入人体内，造成伤口感染，结果会很严重哦！

因为硬痂下面仍在进行着一场你不知道的没有硝烟的战争

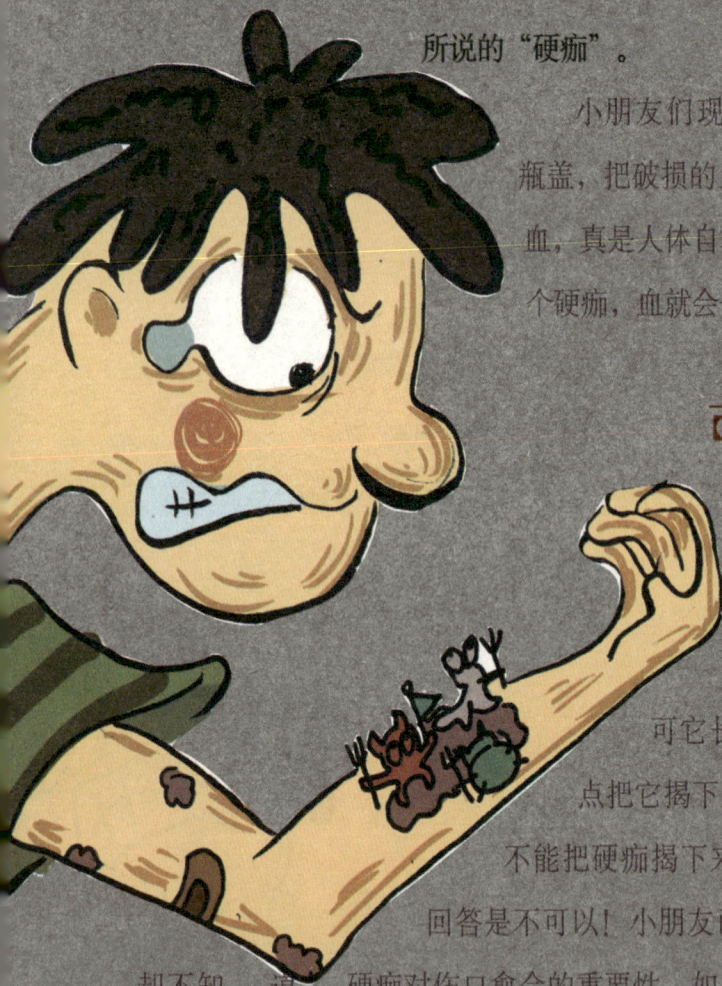

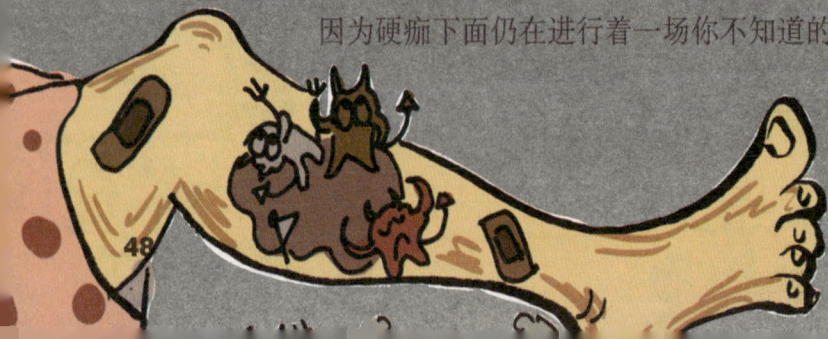

呢！血液中有红细胞和白细胞。白细胞是捍卫人体的英勇战士，他们时刻准备着和细菌、病毒等病原体作斗争。当硬痂盖住伤口后，在伤口周围的细菌、病毒就会张牙舞爪起来，这时白细胞接到命令，开始出来与它们对抗。上面有硬痂盖着，那这些细菌、病毒就成了瓮中之鳖，但是白细胞却是源源不断地增加，所以很快就会把敌人杀光啦！白细胞还会把一些死在伤口周围的细胞清理干净！所以不用药粉，不用纱布，硬痂就像天然绷带一样保护着伤口，直到它完全愈合。

为什么硬痂让人感到痒痒的?

有些伤口结痂后没有感觉就会完全愈合，痂自己也会掉下来。但有些伤口，特别是比较深的那种，结痂会持续很长时间，还会有一种痒痒的感觉。难道真的是妈妈所说的"里面在长肉肉才会痒"吗？

伤口结痂后为什么会有痒痒的感觉呢？对此有两种解释，第一种就是关于那场战争了！白细胞在战斗的过程中会制造一种叫"组胺"的东西，这种东西性格冲动，对体内异常变化有过激的反应。它在硬痂底下乱冲乱撞，伤口周围的皮肤

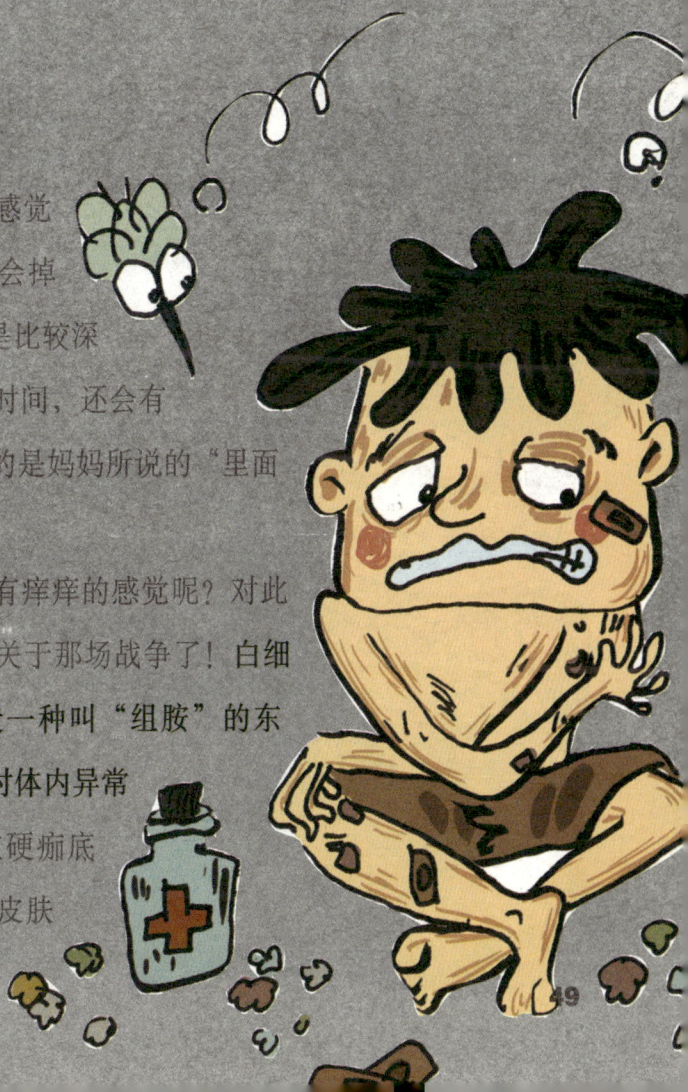

就会产生痒痒的感觉，让你感到不愉快！

第二种解释就是伤口在修复过程中，新生的血管和神经是由一种新的组织细胞补上去的，这种新的组织名叫"结缔组织"。新生的结缔组织非常敏感，易感受到刺激，所以皮肤愈合时就会产生痒痒的感觉，所以妈妈说："长肉肉了，才会痒哟！"

硬痂脱落后为什么会留下疤？

伤口是通过肉芽组织进行填补、修复愈合的，肉芽组织会在硬痂下面，按照硬痂的形状慢慢修复。因为结痂时不能确定硬痂下面是平整的，所以痂脱落后就会留下疤痕。一般情况，随着时间的推移，皮肤会释放出一种名为"胶原质"的东西慢慢地进行修复，直到把疤痕修复平整为止。

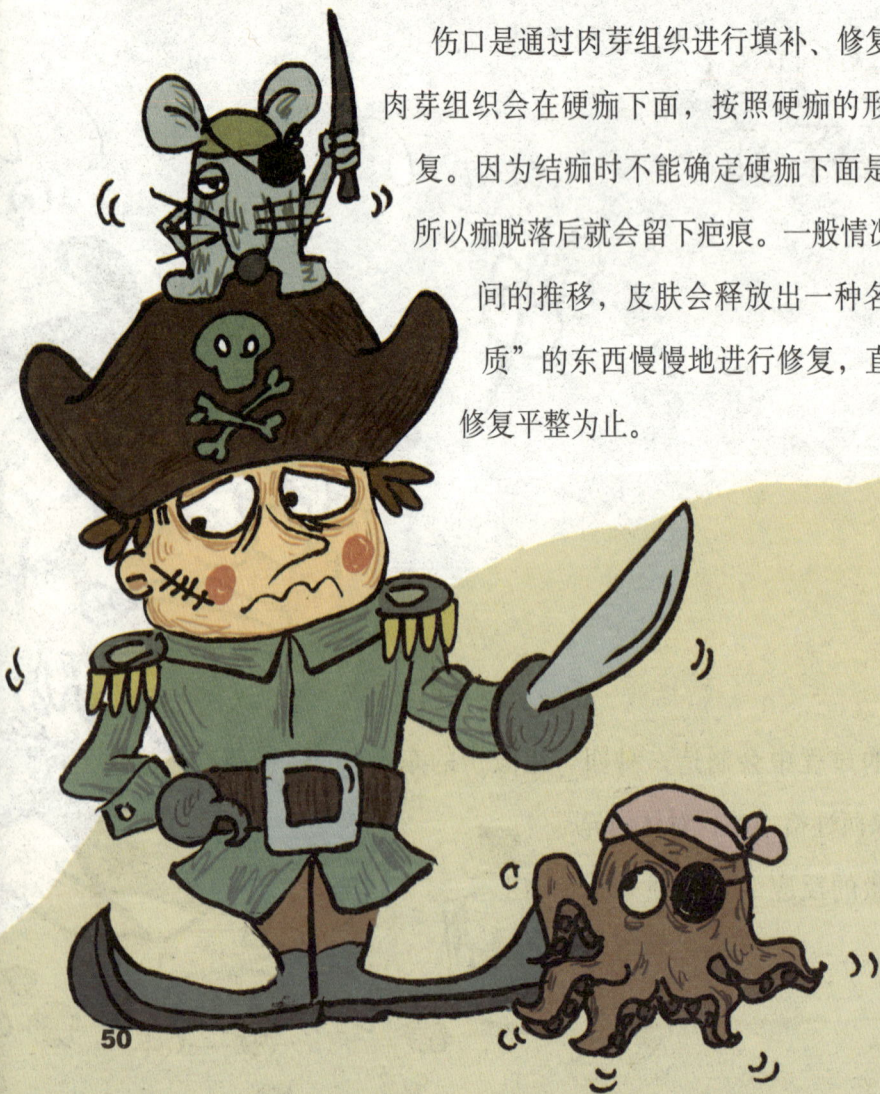

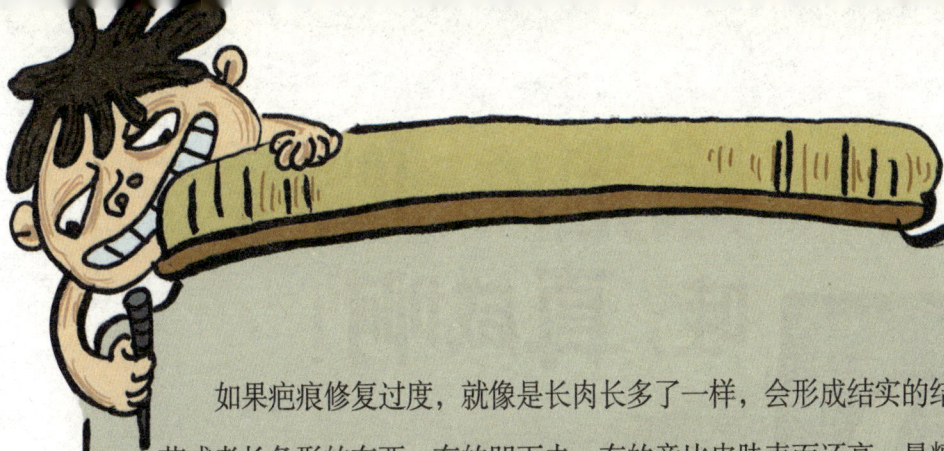

如果疤痕修复过度，就像是长肉长多了一样，会形成结实的结节或者长条形的东西，有的凹下去，有的竟比皮肤表面还高。最糟糕的是它们还会把周围的皮肤拽过来，然后慢慢变成像小虫子一样难看的疤痕。这是体内的"胶原质"合成能力较低的缘故。

不过不用担心，这一类疤痕可通过一些医学手段除掉。

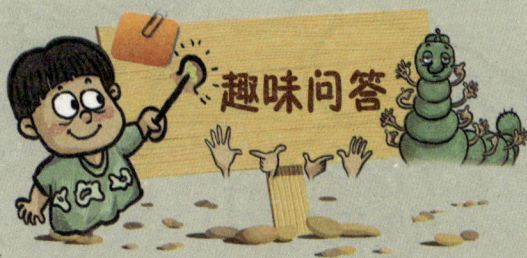

趣味问答

人的血液为什么是红色的？

人的血液之所以是红的，是因为人的血液里有大量的红细胞，红细胞中充满了含铁的蛋白质——血红蛋白。血红蛋白的功能是运输氧气和二氧化碳，当它吸收了新鲜的氧气，血红蛋白中的铁就会和氧结合起来，把铁紧紧包在血红蛋白中，血液就会变成红色啦！也就是说，因为血液中有红细胞，血液才会呈红色。

但血液也不一定都是红色的，软体动物和节肢动物的血液就有蓝色的、绿色的，那也是由血液中的成分来决定的哦。

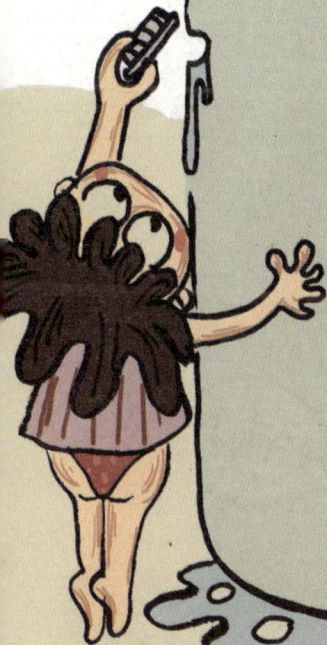

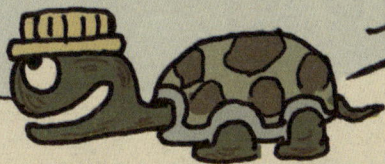

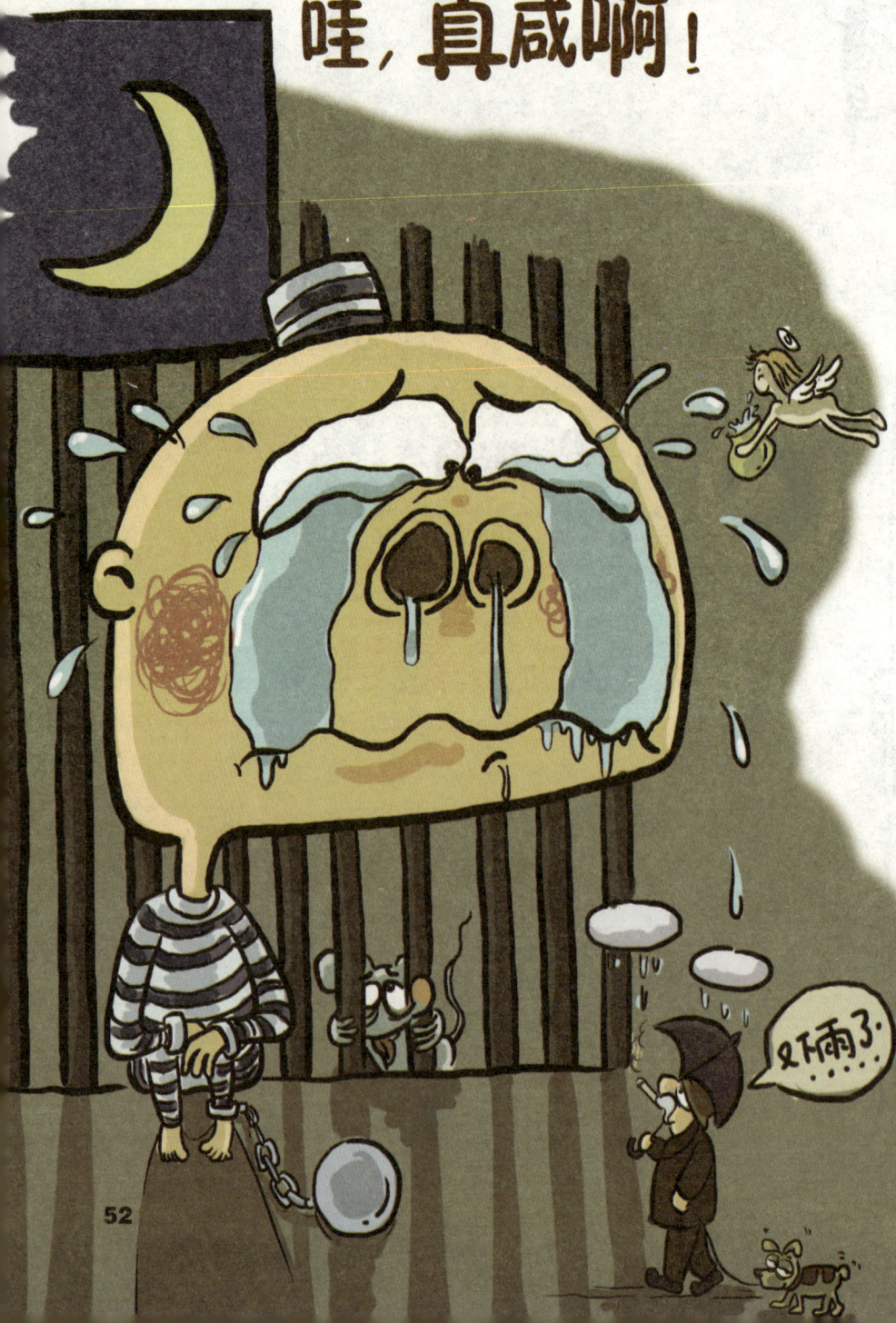

52

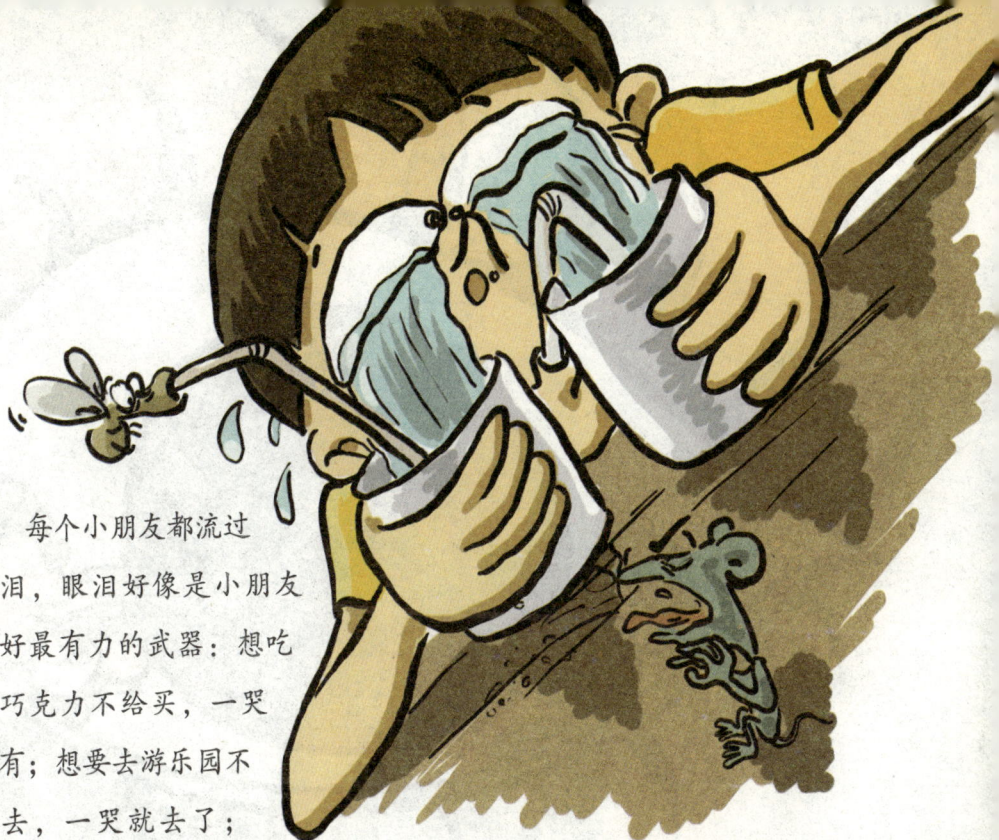

每个小朋友都流过
眼泪，眼泪好像是小朋友
最好最有力的武器：想吃
的巧克力不给买，一哭
就有；想要去游乐园不
让去，一哭就去了；
想要看动画片不让看，一哭就行……这些都不是好习惯。不过，你知道
眼泪的味道吗？我告诉你，眼泪是咸的！人为什么会流泪，眼泪为什么
会是咸的呢？

泪水是从哪儿来的呢？

　　小朋友想过没有，眼泪是从哪儿冒出来的呀？人的眼睛并不大，怎
么会有那么多眼泪？

　　医学告诉我们，分泌泪水的器官是泪腺，泪腺位于眼球的外上方，
用手轻轻翻开上眼睑，就可以看到泪腺。从外表上看，泪腺很小，真让
人怀疑：那么多的泪水怎么可能是从这儿流出来的？

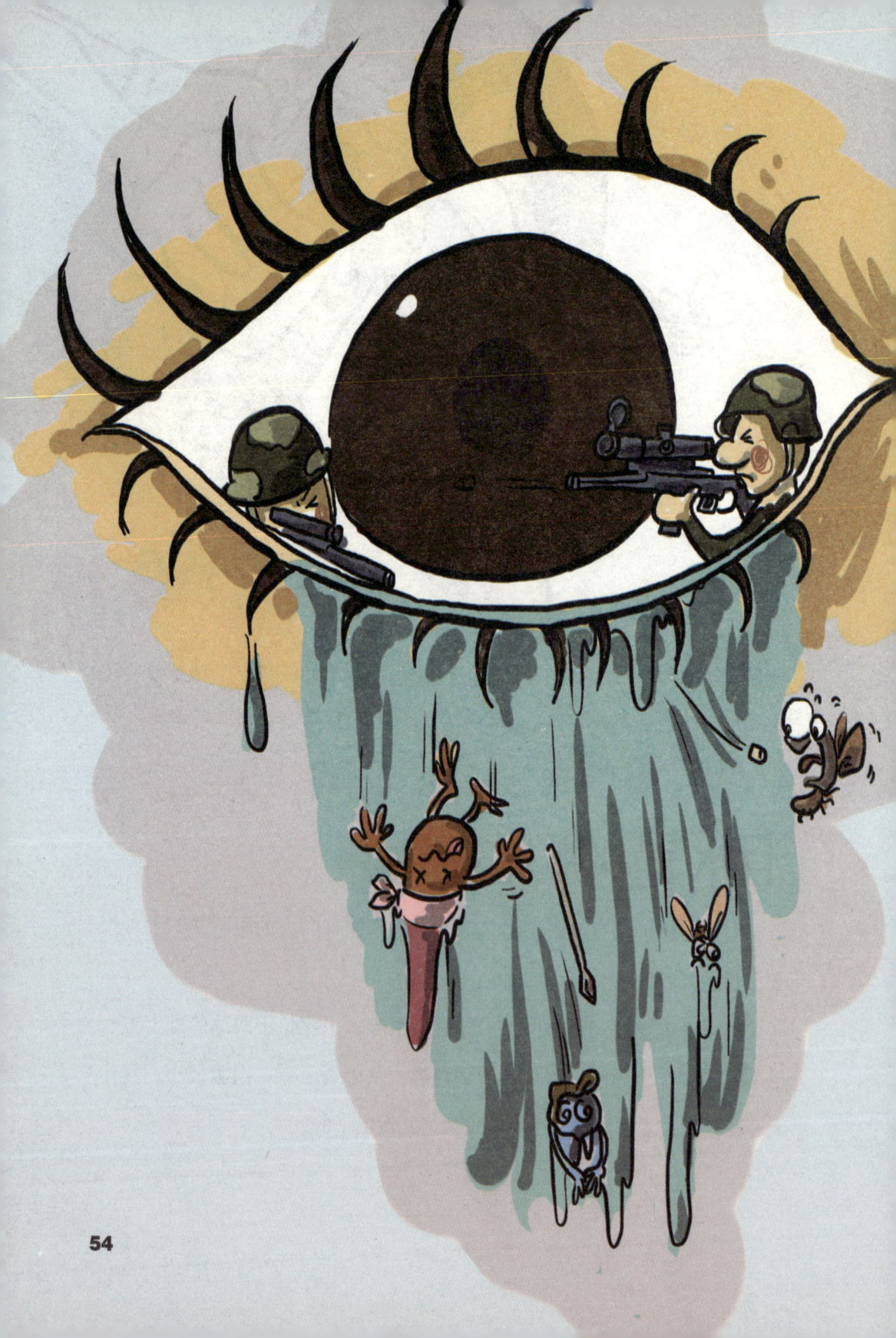

人体各种器官都有特殊的构造，这真令人感到奇妙！看起来不大的泪腺内竟有10至12条管子通向眼睛，当泪腺分泌泪水时，泪水就会通过这些管子不断流出来，眼眶中很快就充满了泪水，分泌的泪水越来越多，眼眶再也容纳不下了，泪水就会噼里啪啦地掉下来，所以才有"泪如雨下"的成语。

泪水为什么是咸的?

泪水的主要成分是水，是泪腺用血液中的水分制成的，所以人们才把它叫"泪水"呀！除水之外，眼泪中还含有其他的物质，比如氯、钠、钾等矿物元素，这些物质可以维持眼球内各元素数量的平衡；也因为含有这些矿物元素，泪水才会有咸味哦！

泪水中还含有特殊蛋白质与盐酸溶菌酶等。蛋白质可以防止水分蒸发，让眼球处于一个湿润舒适的环境之中；盐酸溶菌酶可以保护眼球，把偷偷留在眼球上的细菌杀死，避免眼睛受到侵害！

为什么会流泪?

人为什么会流泪，这个问题似乎太简单了！小朋友一定会说，肯定是因为伤心难过才会流泪嘛！其实，人在悲伤、感

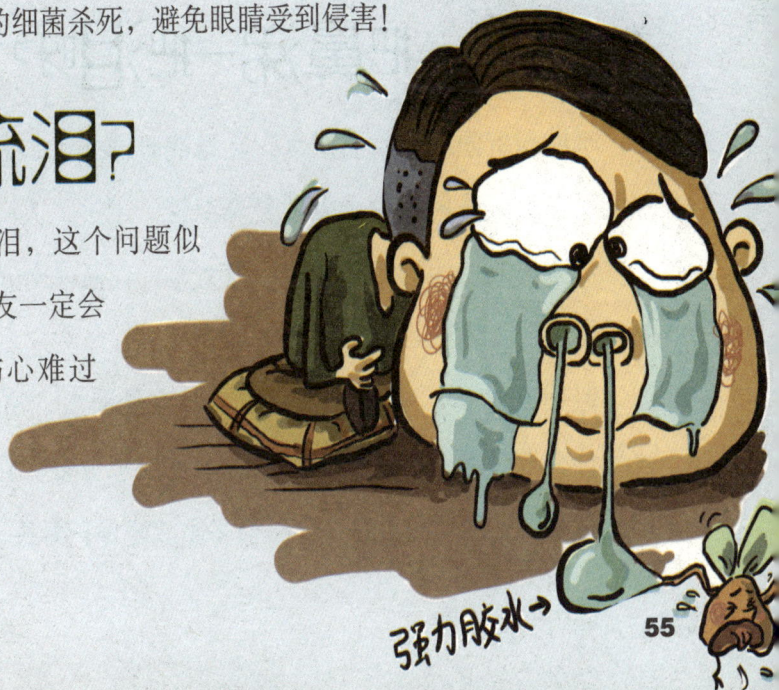

强力胶水→

55

动、极度高兴时都会流泪，这是人情绪的一种反应。流泪的多少，因人的情绪而定，有时只是感到眼睛有些湿润，有时泪水会夺眶而出，后者是在表达难以克制的强烈情感！

不过，除了哭泣之外，还有些情况也会流出泪水哦！只要人每眨一次眼皮，泪腺都会分泌出少量泪水，泪水的主要成分是盐类和灭菌物质，可以把进入眼睛中的灰尘、细菌清理干净，让眼球保持湿润、清洁。只是这种泪水的量很少，每分钟的分泌量在0.9至2.2微升，人们也不把这种现象称为"流泪"。这种泪水形成得最早，在胎儿的眼睛形成时就有了！

另一种泪水是因为条件反射而流出的。当小飞虫、小沙粒等异物或者脏东西跑进眼睛时，人就会下意识地眨几下眼皮，让眼球受到刺激，泪腺就会分泌出泪水。泪水不断涌出来，把那些危害眼睛的异物或者脏东西冲出来。这种流泪和哭泣流泪的原因不同，并不是"情不自禁"地流泪，而是眼睛受到刺激后的自我保护方式，与哭泣是有区别的。

为什么会一把鼻涕一把泪呀？

平时负责湿润眼睛的泪水，在湿润眼球之后，大部分会顺着一条特殊的管子流入鼻腔，这个管就是鼻泪管。不过，人一般不会感觉到泪水正在流入鼻腔，因为正常的泪水量太小，而且水分蒸发得很快，其他的物质会粘在鼻黏膜上。

但哭泣时就不同了，泪腺分泌出大量泪水，有一部分流出眼眶，一部分会顺着鼻泪管流到鼻子中。这种泪水很多，在短时间内不会蒸发掉，鼻黏膜受到刺激后也会分泌很多黏液来保护鼻腔。

鼻黏液和流进
鼻子的泪水混合在一起，
稀鼻涕就产生啦！于是就有一边擦
泪水，一边擦鼻涕的现象。

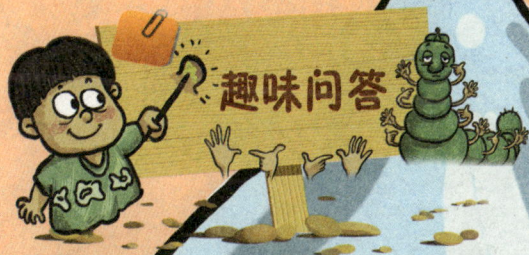

趣味问答

为什么点眼药水，嘴里却有苦味？

点眼药水时，明明点在眼眶之内，为什么嘴里
却有苦味？

这是有鼻泪管的缘故！点眼药水时，眼药水会顺着鼻泪管直
接流到鼻子里，而鼻子的后部和口腔相通，所以泪水和部分眼药水
会顺着这条路径流到嘴里。你尝到苦味，主要是眼药水的味道。

小朋友知道这种生理结构的奥妙后，就可以防止眼药水流
到嘴里。具体方法是滴入眼药水后用手指按住靠近鼻子这边
的眼角，只要压住一两分钟，用力也不宜大，这样就等
于把通道暂时切断了，眼药水也就
不会流进嘴里啦！

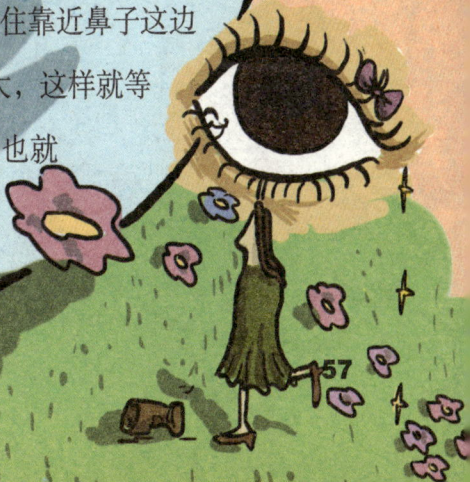

57

呼噜……呼噜……
爸爸的鼾声真吵人！

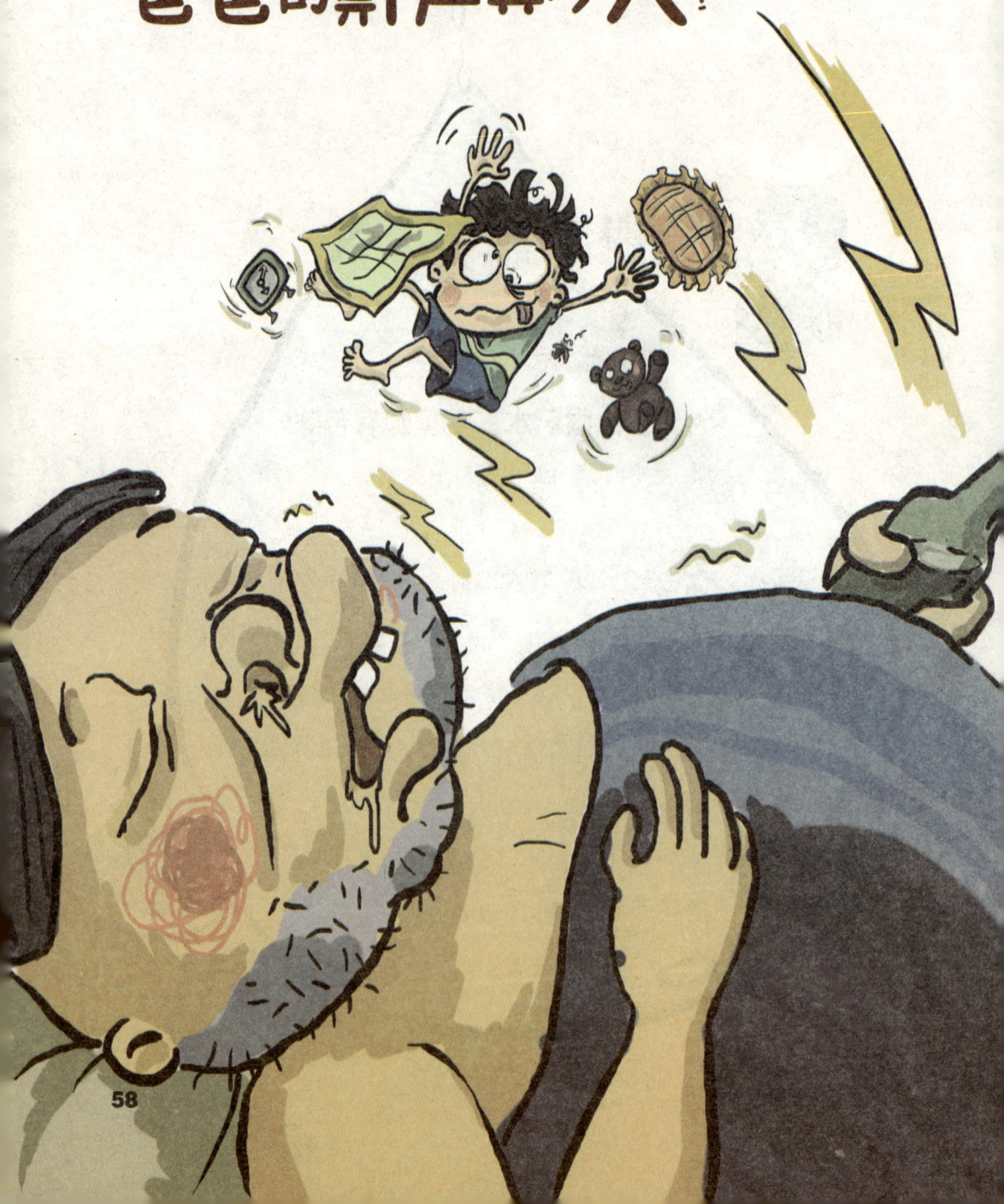

58

"呼噜……呼噜……"，爸爸爱打呼噜，鼾声时而高亢，时而低沉，在静静的夜里，实在吵人！虽然妈妈也常提醒他，但是爸爸还是不改！妈妈很生气，后果很严重！小朋友，你想不想帮帮爸爸呢？那就让我们了解一下这打呼噜的秘密吧！

为什么会打呼噜呢?

打呼噜，又叫打鼾，好多人睡觉时都会打呼噜。但打呼噜的程度不同，有的人只是在很累时才会打鼾，鼾声很轻微；有的人只要睡下，不久就鼾声大作，吵得他人无法入睡！

人怎么就打起呼噜来了?

打呼噜是因呼吸而产生的问题哦！

人站立或坐着时，气管处于向上、通畅的状态，所以人正常活动时是不打呼噜的。但晚上睡觉就不同了，人躺在床上，气管的状态不那么通畅，进入鼻腔的空气经过上呼吸道的狭窄部位时，振动气道周围的软组织，就像是哨子的发声原理一样，鼻子就会变成一个哨子，于是吵人的鼾声就发出来了！

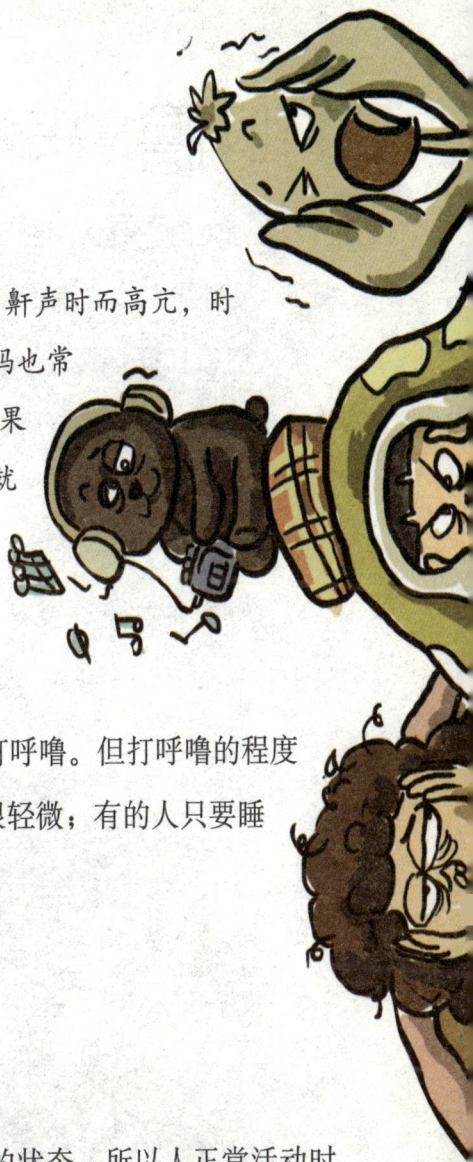

打呼噜是病吗?

人睡觉时，身体躺在床上，咽喉处变得窄或者完全闭合了，空气想要进入到肺里，却被堵在咽喉处，因此就会打鼾。

人们把打鼾分成两种，一种是睡后有均匀的呼吸声，虽然也发出声响，但不算是真正的打鼾，只是在太累或者喝酒后等才偶尔打打呼噜，人也没有感到不舒服，我们称为"良性打鼾"，这不算是一种病！

另外一种打鼾，就是病啦！这种打鼾不仅声

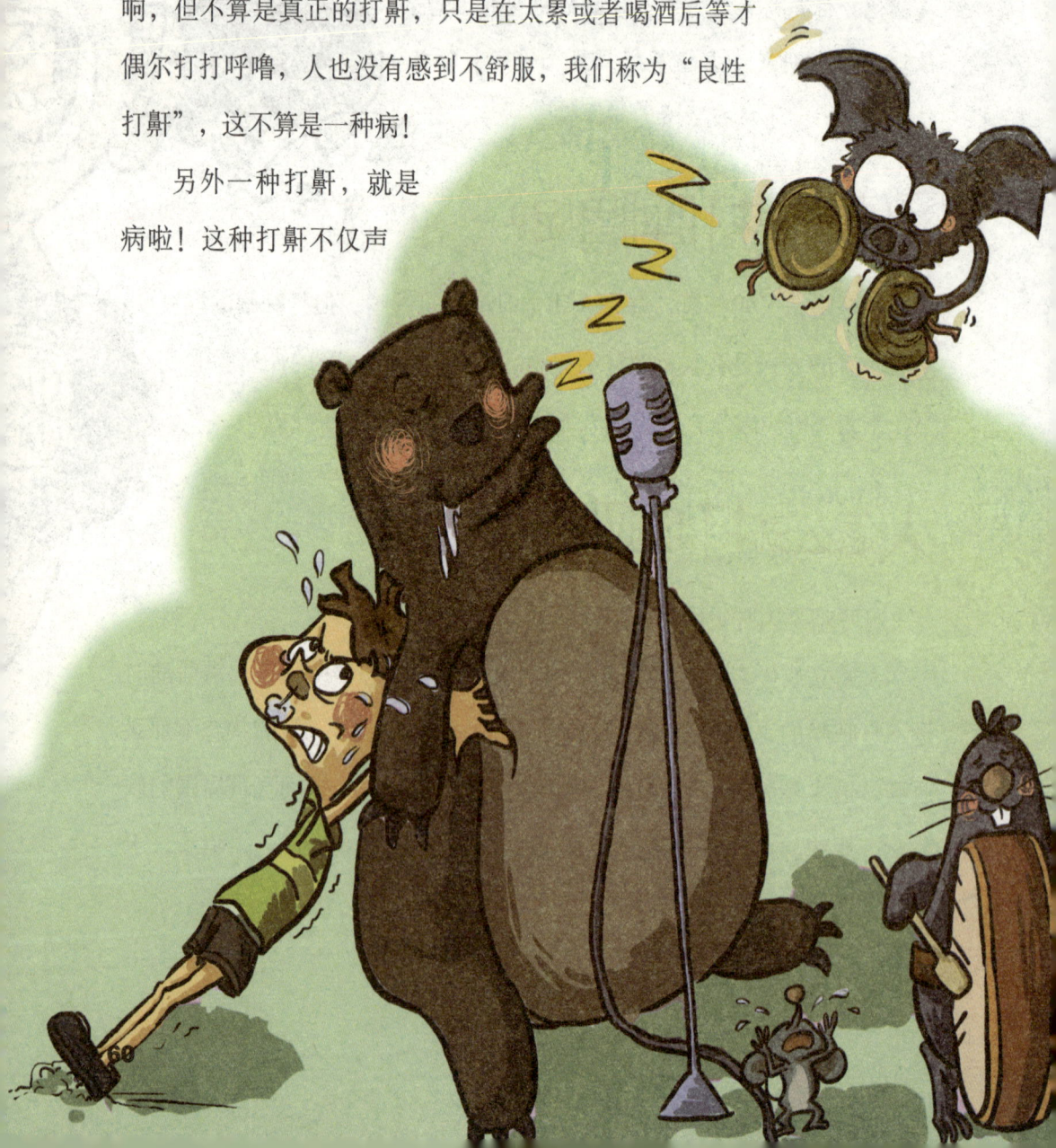

音很大，而且有时会打着打着突然没有声音了，过了几秒、十几秒或者几十秒后，像是突破了阻力，又呼噜起来，有时，打鼾者甚至因缺氧而被憋醒。

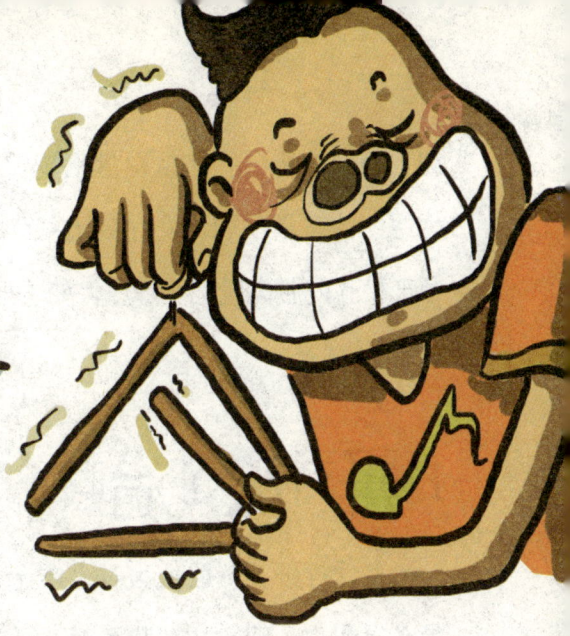

医学上把这样的症状称作"鼾症"，还有一个足以说明其严重性的专业名字，叫"阻塞性睡眠呼吸暂停综合征"！

鼾症患者因为常年睡眠质量不高，每天晚上都会和进出体内的空气作斗争，所以他们晚上睡不好，白天就会困，而且还会引发其他一系列的病症哦！

打呼噜也男女有别吗?

一些统计数据显示，男性打呼噜现象较女性严重，一般20岁的男性就有可能发生，女性比男性要晚很多，要到40岁以后才会出现打呼噜现象。

有些人认为，男性打呼噜较为严重是喉结所致。男性颈部肌肉比较厚，在软腭

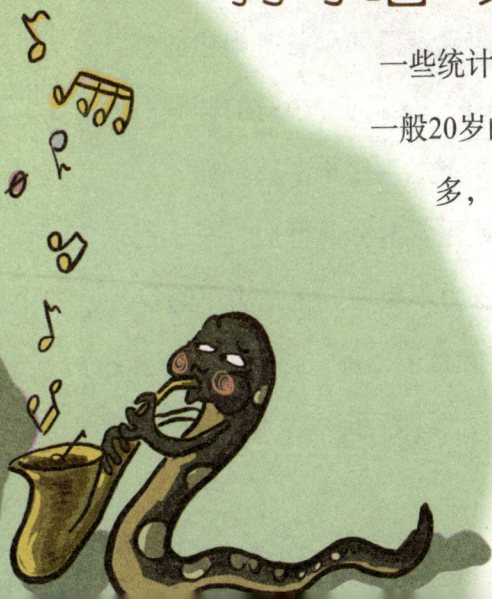

和舌等部位所含脂肪组织量也较女性高，而且男性有喉结，所以它颈部软组织的总量平均比女性高出三分之一，肉又厚，脂肪又多，在睡觉时颈部松弛的肌肉就把气管压得变了形，空间变小了，鼾声就出现了！

打鼾有法可治吗?

良性打鼾，一般认为对人体无大碍，大可不必害怕。轻微的鼾声只是在提醒你，睡觉的姿势不对，那就快把睡姿改一下吧，调整一下枕头的高度，或者翻个身，鼾声就会消失啦！

如果患有"鼾症"，可要格外重视啦！不能认为男子汉就应该打呼噜，也不要认为这是一件平常小事。鼾声其实是人体自卫系统在敲响生命的警钟，患者应该及时到医院去，请医生帮你治疗打呼噜的病症！

怎么知道自己得了"鼾症"呢?

一般情况下，医生会通过睡眠情况来确定。如果打呼噜中的憋气现象超过10秒，而且一晚上不停地打呼噜，或者在7小时的睡眠时间里，呼吸暂停和低通气达到35次以上，就可以确定得了"鼾症"。

严重打鼾者因憋气，有时会憋醒，或睡觉时张嘴呼吸，早上起床后往往会头昏脑涨，工作效率变低，注意力不集中，记忆力下降等。

如果小朋友也打鼾，爸爸妈妈一定要注意了，每一百个孩子中会有五个"鼾症"患者。如有鼾声大而无规律，睡熟后会不停地翻身，喜欢张着嘴睡觉等现象时，一定要尽快治疗。如拖延时间过久，会影响小朋友身体发育，会有长不高、注意力不集中和健忘等外在表现。

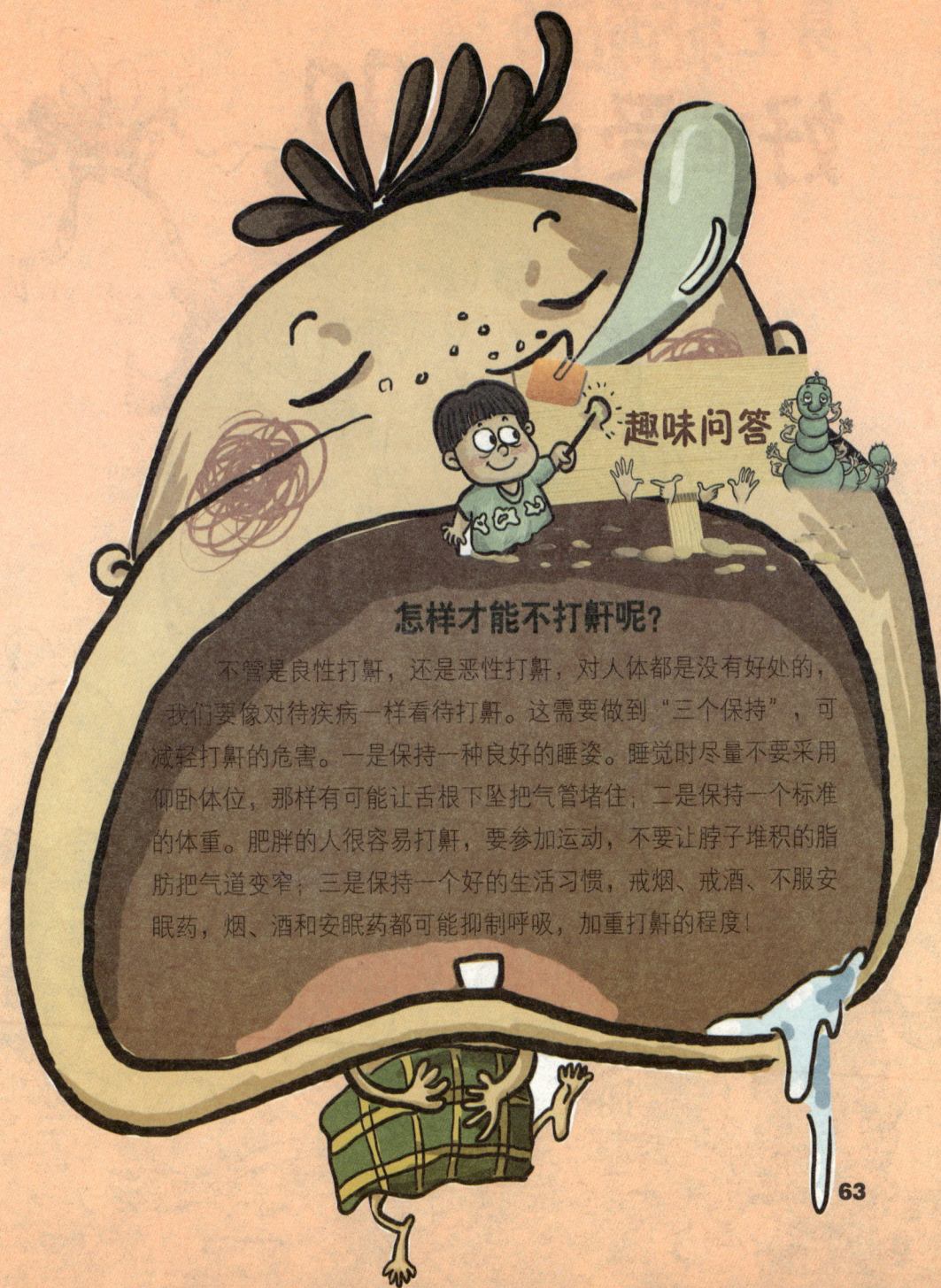

趣味问答

怎样才能不打鼾呢?

不管是良性打鼾，还是恶性打鼾，对人体都是没有好处的，我们要像对待疾病一样看待打鼾。这需要做到"三个保持"，可减轻打鼾的危害。一是保持一种良好的睡姿。睡觉时尽量不要采用仰卧体位，那样有可能让舌根下坠把气管堵住；二是保持一个标准的体重。肥胖的人很容易打鼾，要参加运动，不要让脖子堆积的脂肪把气道变窄；三是保持一个好的生活习惯，戒烟、戒酒、不服安眠药，烟、酒和安眠药都可能抑制呼吸，加重打鼾的程度！

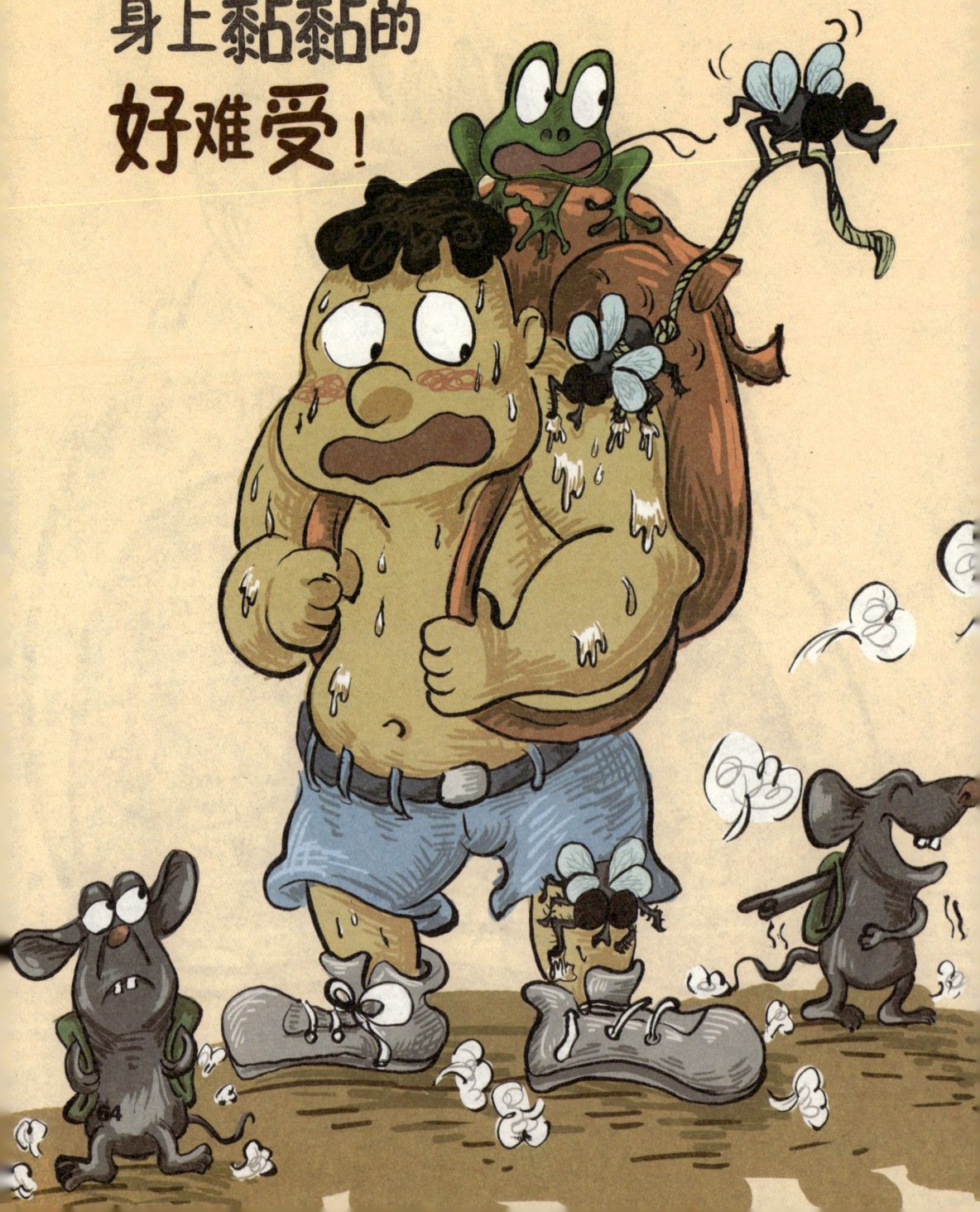

出汗了，
身上黏黏的
好难受！

夏天能去游泳，吃可口的冰激凌，可就是一样儿让人受不了：在空调屋里吧，就不能出去玩；出去玩吧，就会出好多汗，黏着衣服，真难受！为什么天气热人就会出汗呀？小朋友，我们一起去了解一下汗水的奥秘吧，它可是你度过夏日必须了解的常识哦！

汗水是从哪儿来的？

人体感热，就会出汗。人体出的汗像小水珠一样，所以汗水又名"汗珠"！汗珠是怎样从皮肤中钻出来的呢？小朋友可以看到皮肤上有很多小毛毛，那就是汗毛。因为汗毛是从毛孔中长出来的，所以人称"汗毛"呀！在毛孔中还有分泌汗液的腺体，名叫"汗腺"，我们看到的"汗珠"，就是从汗腺里面冒出来的。

当然，汗水最初冒出皮肤时

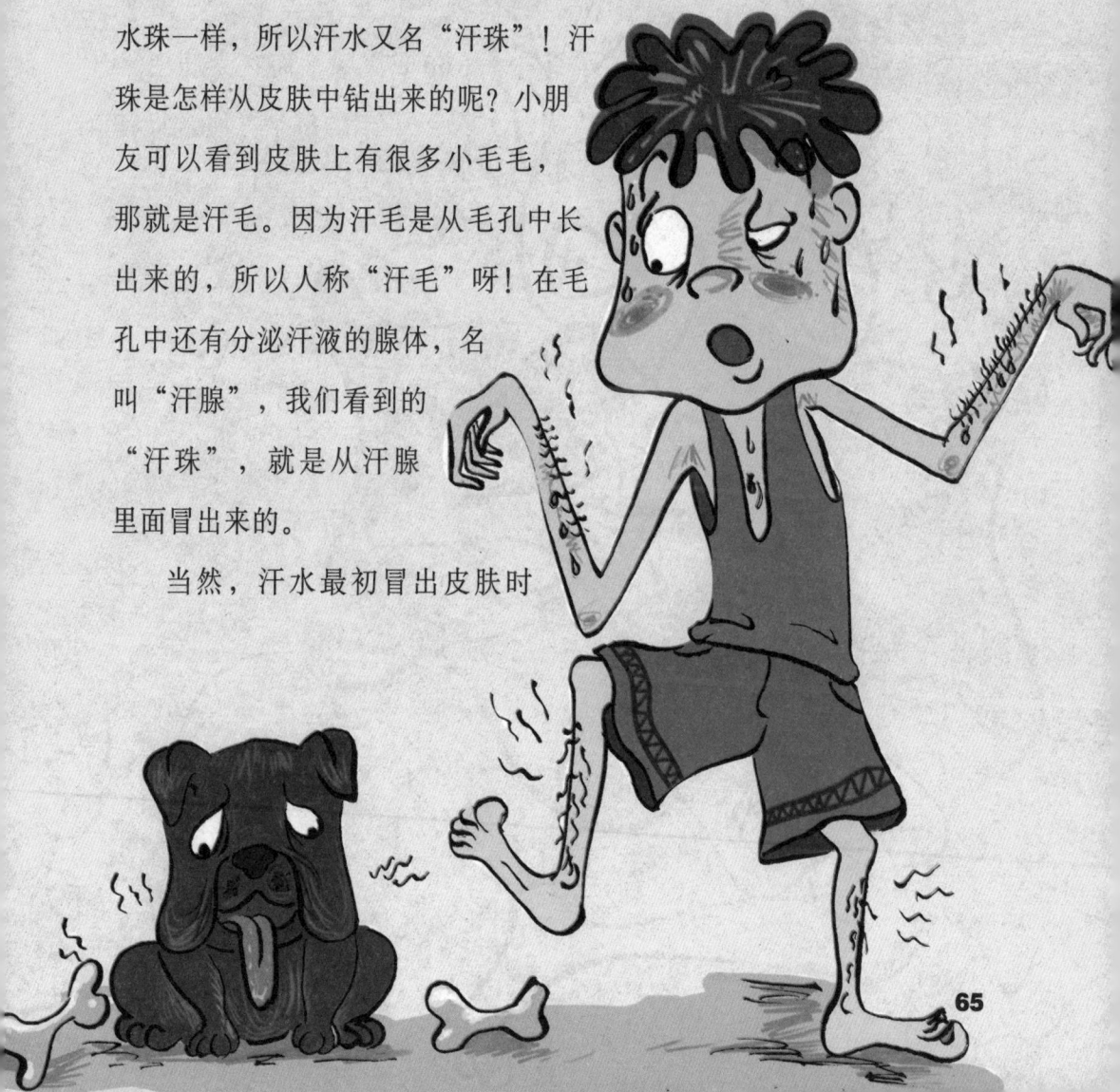

并不是小水珠，只是因为人身上的汗腺太多啦！汗水汇集在一起，就成了小水珠。值得指出的是：不是所有的汗腺都藏在汗毛下面哦，相反，汗腺最多的地方，其实是没有汗毛的手掌和脚底！这里每平方厘米有600个汗腺，而在大腿上平均每平方厘米只有120个！

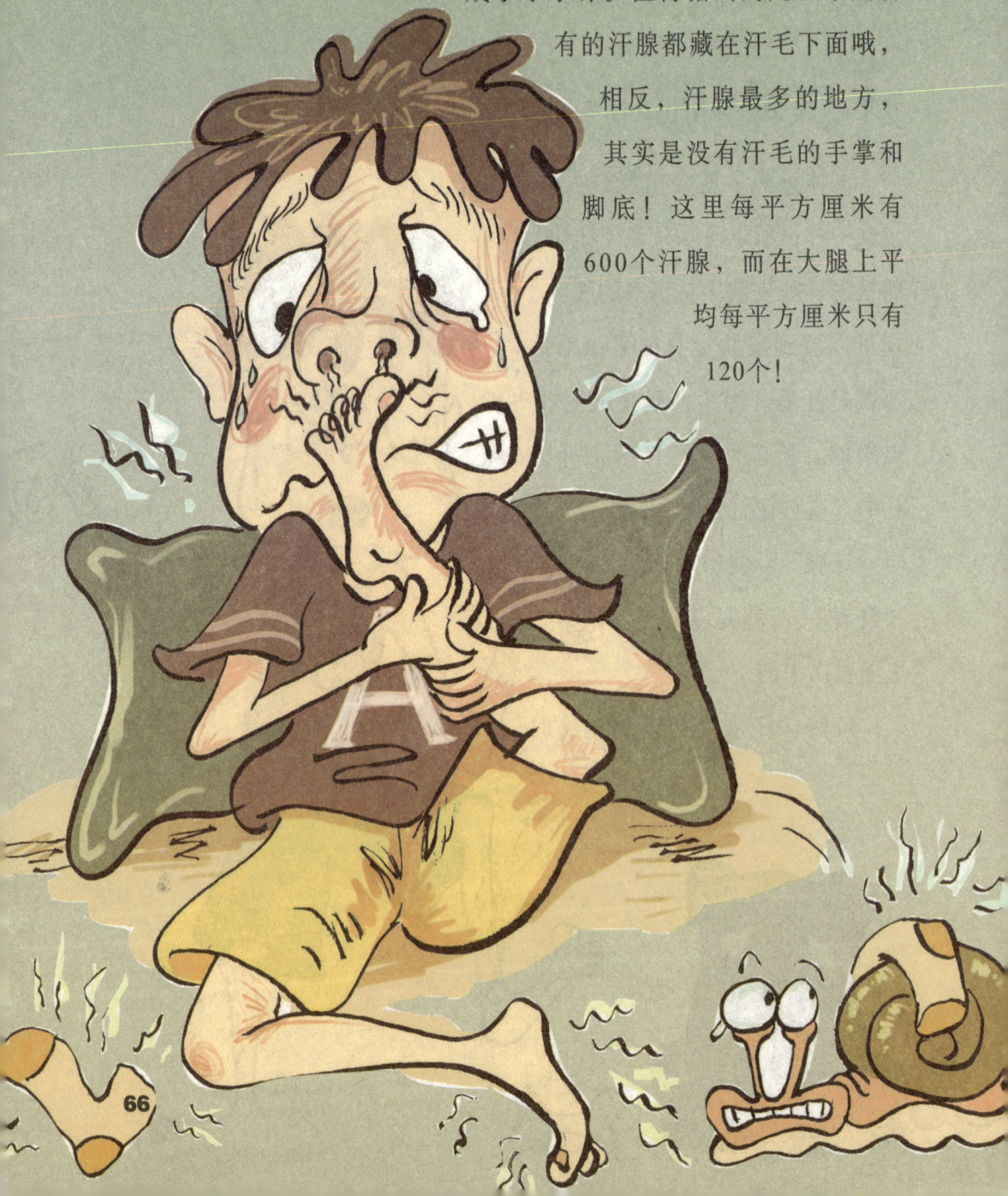

汗水为什么会有臭味儿？

汗腺像一根盘曲的管子，一端埋在皮肤里，盘曲的管子是生产汗水的地方；汗腺另一端在皮肤表面形成一个漏斗形状的开口，这就是汗孔。汗水就是从这里排出来的！

"汗水"的主要成分与其名字符合，即99%都是水，还有总量约1%的钠、钾等矿物质及乳酸、尿酸、尿素等成分，这个成分与尿的组成差不多哦！

人吃过烤鸭后，总觉得身上有鸭子味。这是汗水把鸭子味带出体外的缘故！有时出汗太多，衣服上会有臭味，这是为什么呢？这是因为汗水中含有微量的脂肪、蛋白质等，大量出汗后，水被蒸发掉，这些微量的脂肪、蛋白质等会留在体表，成为细菌的美食，会有许多种细菌聚过来分解这些物质。那种难闻的汗味儿，就是细菌分解物质时所产生的氨和脂肪酸等散发出来的。

为什么夏天要出汗呢？

夏天气温很高，汗腺会加大汗水排泄量，达到降低体温的目的！

人体的正常体温在36.5℃左右，当外界的温度升高时，皮肤就会感觉到热，这时汗水会沿着汗孔排出来。汗液中水分最多，排出来后会迅速蒸发掉，同时吸收了皮肤表面的热量，使皮肤的温度降下来，故汗腺有"天然空调器"的称号。

如果汗腺管被堵塞，汗液排不出去，就会发炎，人身上就会出现突起的小红点，这就是"痱子"哦！

如果汗腺管一直被堵塞，天气又特别热，人不能出汗，人体内部的热量散不出去，体温就会升高，人很快就会出现呕吐、眩晕等中暑的症状哟！

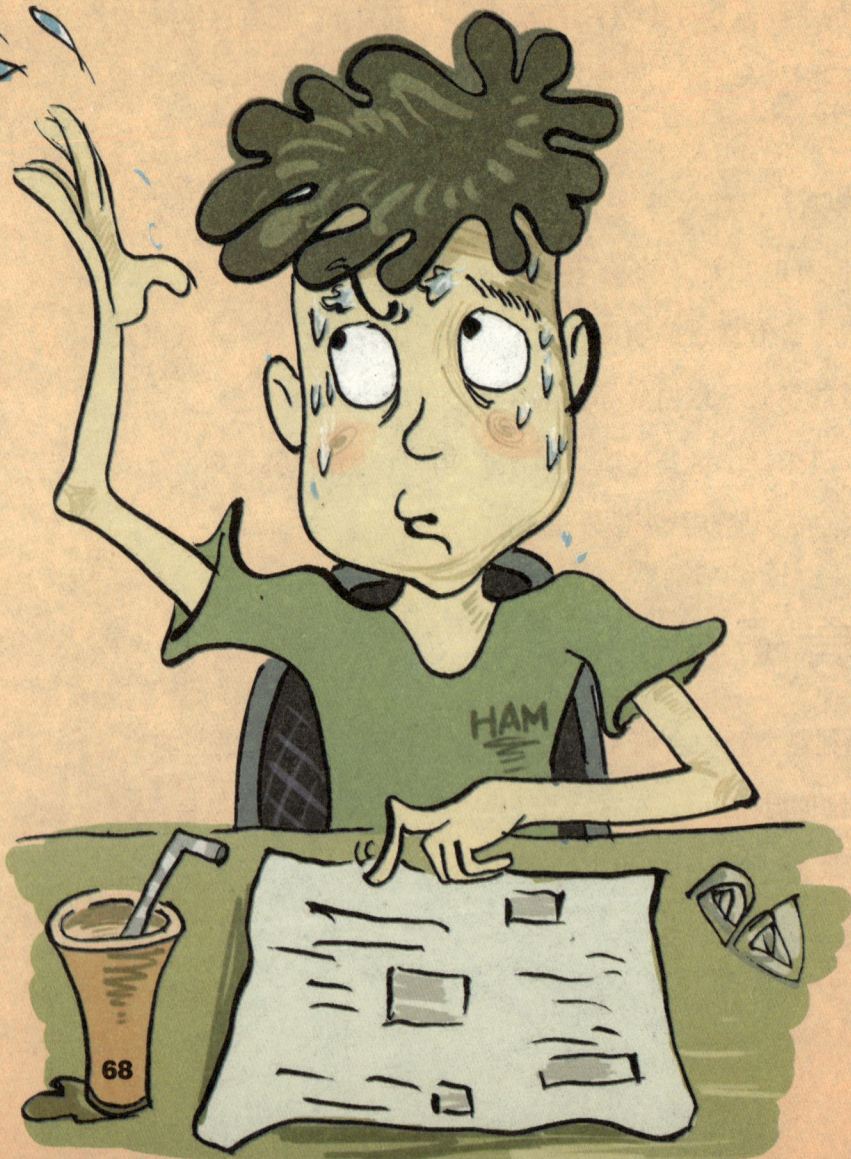

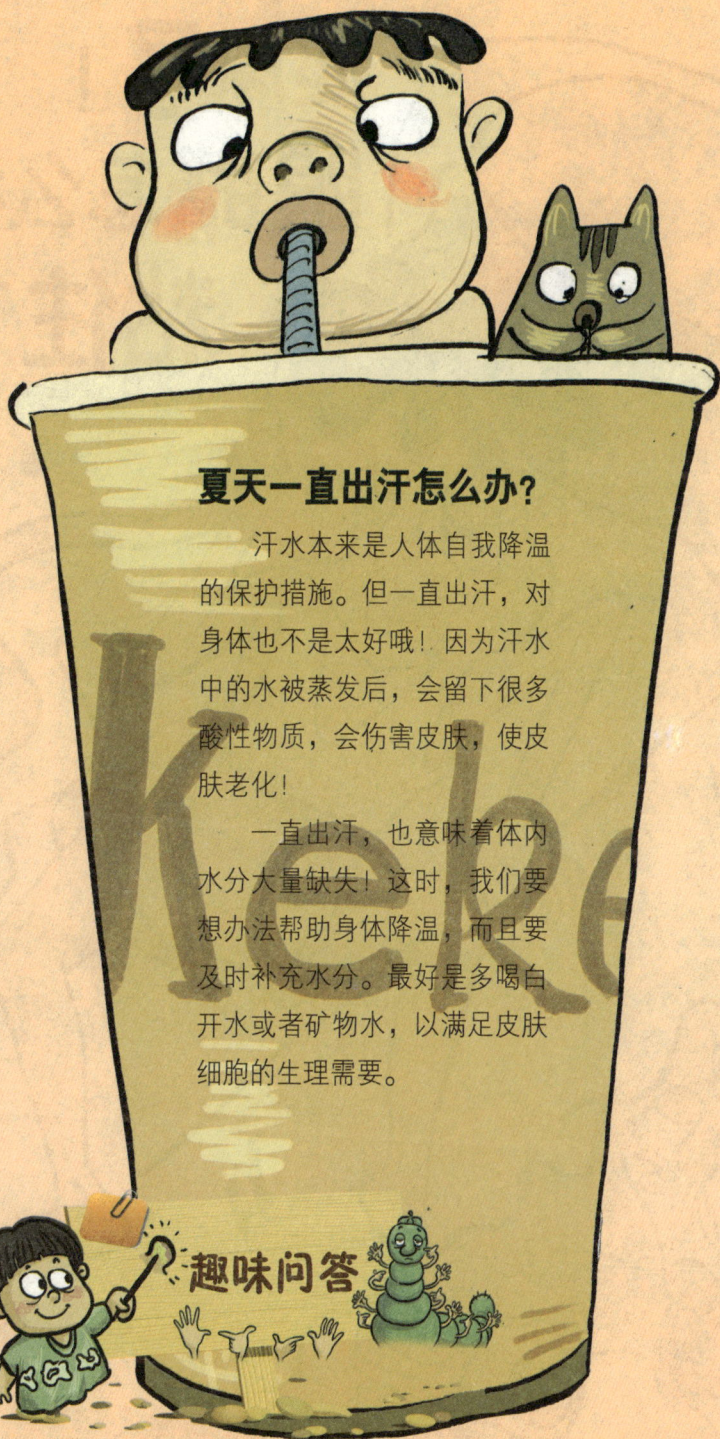

夏天一直出汗怎么办?

　　汗水本来是人体自我降温的保护措施。但一直出汗，对身体也不是太好哦！因为汗水中的水被蒸发后，会留下很多酸性物质，会伤害皮肤，使皮肤老化！

　　一直出汗，也意味着体内水分大量缺失！这时，我们要想办法帮助身体降温，而且要及时补充水分。最好是多喝白开水或者矿物水，以满足皮肤细胞的生理需要。

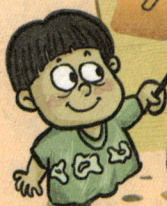

趣味问答

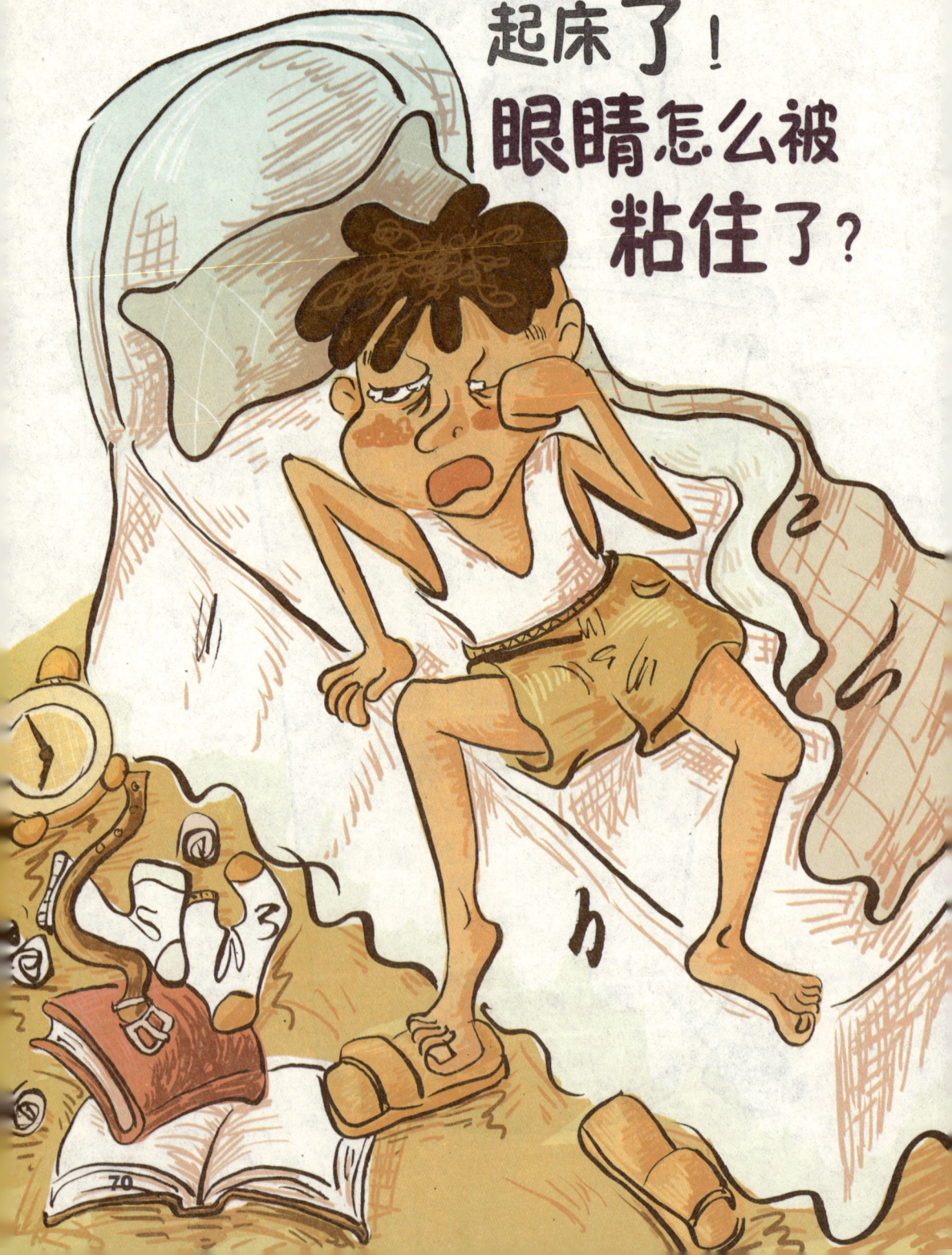

小闹钟不停地叫，该起床了，眼睛却被什么东西粘住了，要用手轻揉一下，才能睁开眼睛。妈妈说，这是"眼屎"。"眼屎"是什么东西？为什么早晨会把眼睛粘住呀？下面就让我们一起调查一下吧！

"眼屎"是怎么形成的？

白天水汪汪的大眼睛，经过了一夜睡眠，怎么就被黏糊糊的东西粘住了呢？答案是"眼屎"。

眼睛的构造相当复杂！眼皮像一扇具有保护作用的门窗，能够开关，保护眼睛。

眼皮内部是"睑板"，由许多整齐有序地排列的睑板腺组成，开口在眼皮的边缘，靠近眼睫毛的地方。

睑板腺能分泌一种像油脂一样的液体。白天，眼睛不停地眨呀眨，睑板腺分泌的油脂液体便会被"刷"到眼球上，就像给眼球涂上一层保护膜一样，把泪水留在眼眶中，不会流出来。这样你的眼睛就会水汪汪的，而且，还可以不让灰尘、汗水等粘到眼球上伤害眼睛啦！

不要认为闭上眼睛，眼皮就不眨了，睑板腺可以偷懒，其实睑板腺还

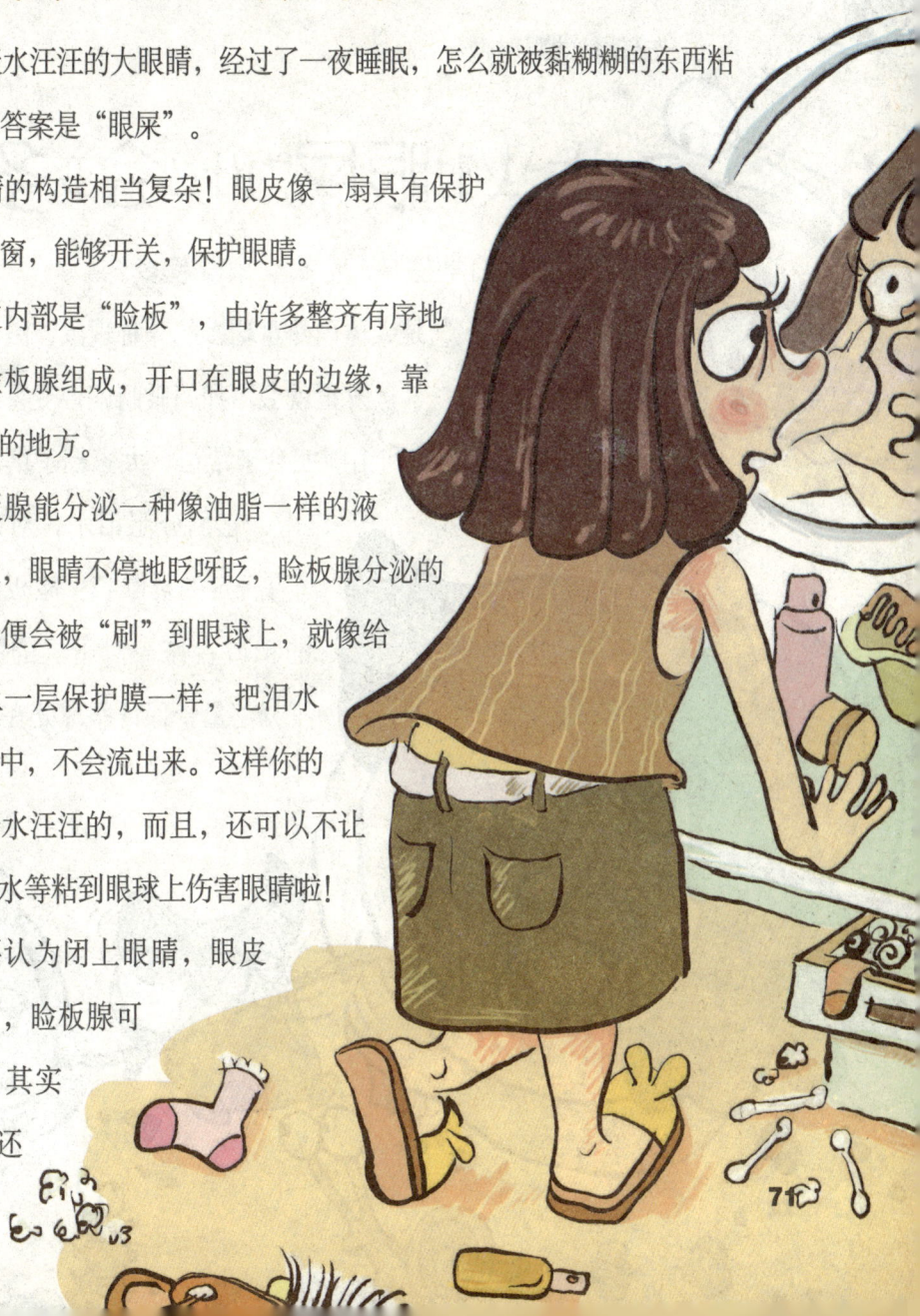

在不停地分泌油脂。不然，睡一觉醒来，眼睛会很干涩的哦！

睡眠时眼睛闭起来，减少了蒸发和消耗，油脂就会堆积起来。再加上白天进入眼睛中的灰尘和泪水中的杂质，会在眼睛中容易跑出来的地方聚集起来，有的遇到风被吹干变成了硬硬的眼屎，有的没有彻底干，就会形成黏黏的眼屎啦！

上火时眼屎为什么会变多？

人们常说"人上火，眼屎就多"。

"上火"是人体内热量增多的一种现象，眼睛是人体的一个开口，其蒸发量就会增加，眼睛就会变得干燥。眼睛干燥，睑板腺和泪腺就会来帮忙！大家已了解了泪腺的作用，它们分泌泪水，对眼睛的湿润有一定的贡献哦！睑板腺和泪腺的精诚合作，对干燥的眼睛加大了分泌量，保证眼球处在一个湿润

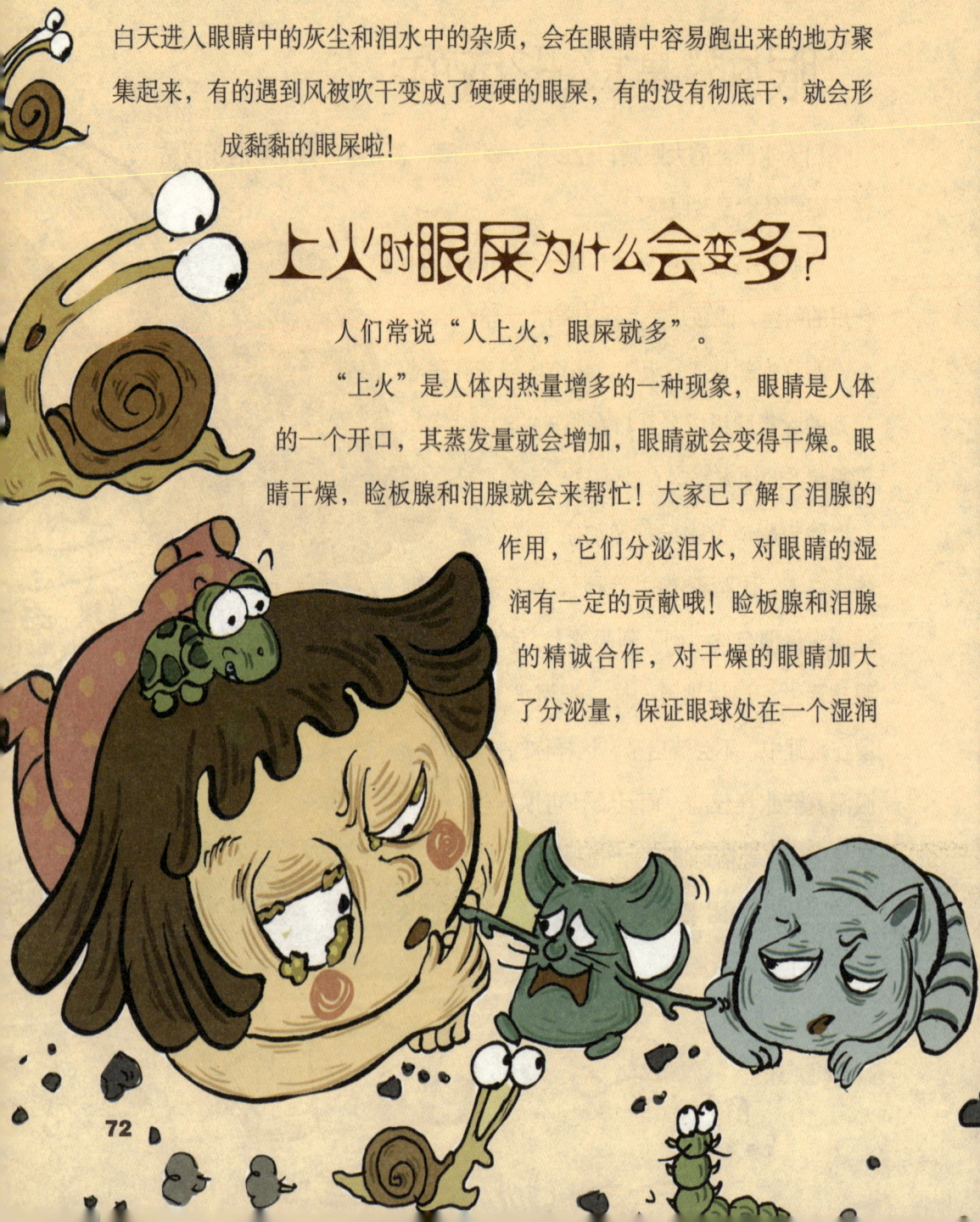

的环境中。晚上，眼睛会干，睑板腺和泪腺不减少分泌量，使眼屎量增多，更易形成黏眼屎！

一般情况下，睑板腺也很给面子，晚上不会加大分泌量，正常情况下人都会有硬眼屎，早晨洗脸时会自己掉下来，所以有眼屎的小朋友也不要着急哦！如果眼屎突然增多了，甚至你醒的时候，它们把眼睫毛都粘住了，这时候你就一定要注意了！

黄白色的黏眼屎是什么?

有时，眼屎不但会突然增多，而且呈黄白色，有的硬，有的黏，都粘在眼睫毛上。这时候，眼睛一定是生病了。

眼睛受到病菌感染时，会产生炎症，眼睛中的各种腺体分泌出液体，身体卫士白细胞就会按照号令集中在眼睛周围，把炎症细菌团团围住，奋力搏杀，直到杀死。

这时眼屎中会增加新的成分，即那些被杀死的炎症细菌和英勇献身的白细胞，所以眼屎就会变色，这个黄白色就是敌人和勇士的颜色哦！

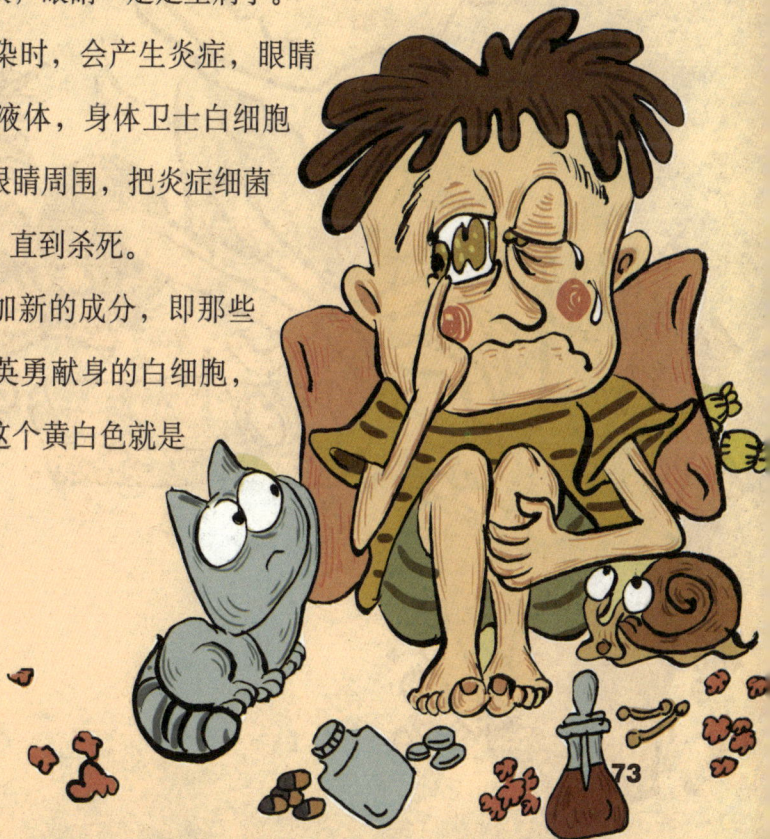

怎么去掉眼屎呀?

一般的眼屎容易去掉。好多人醒后揉揉眼皮，就可以去掉一部分眼屎，洗洗脸，眼屎就无影无踪啦！

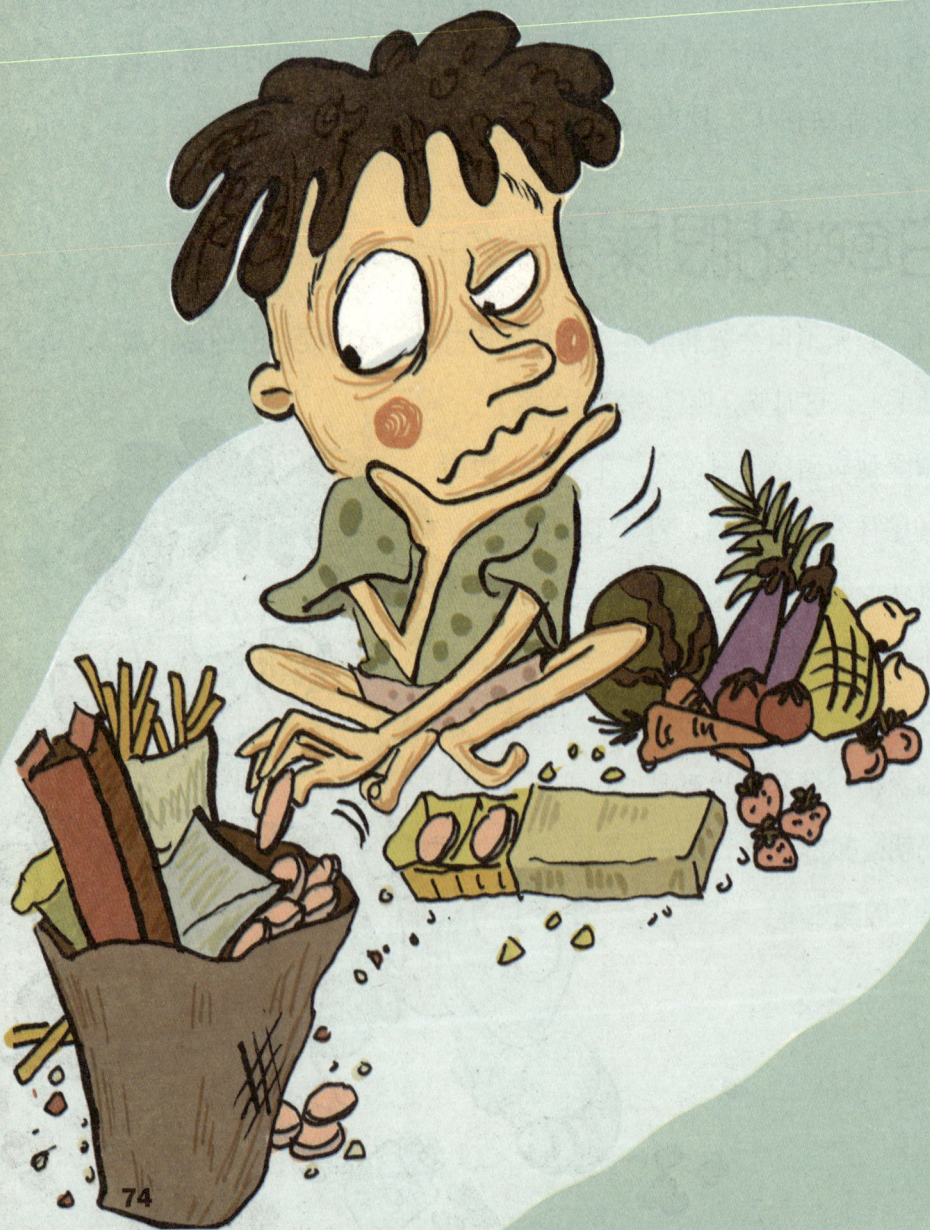

74

眼屎多时怎么办呢？小朋友最爱长眼屎了，这都是爱吃零食、不重视卫生的结果哦！

平时，要多吃一些水果、蔬菜，不要用小脏手揉眼睛，避免手上的细菌进入眼睛引发炎症。如果"上火"很严重，也不要怕，在爸爸妈妈的指导下，服用一些消热泻火、消食导滞的药就可以治好。

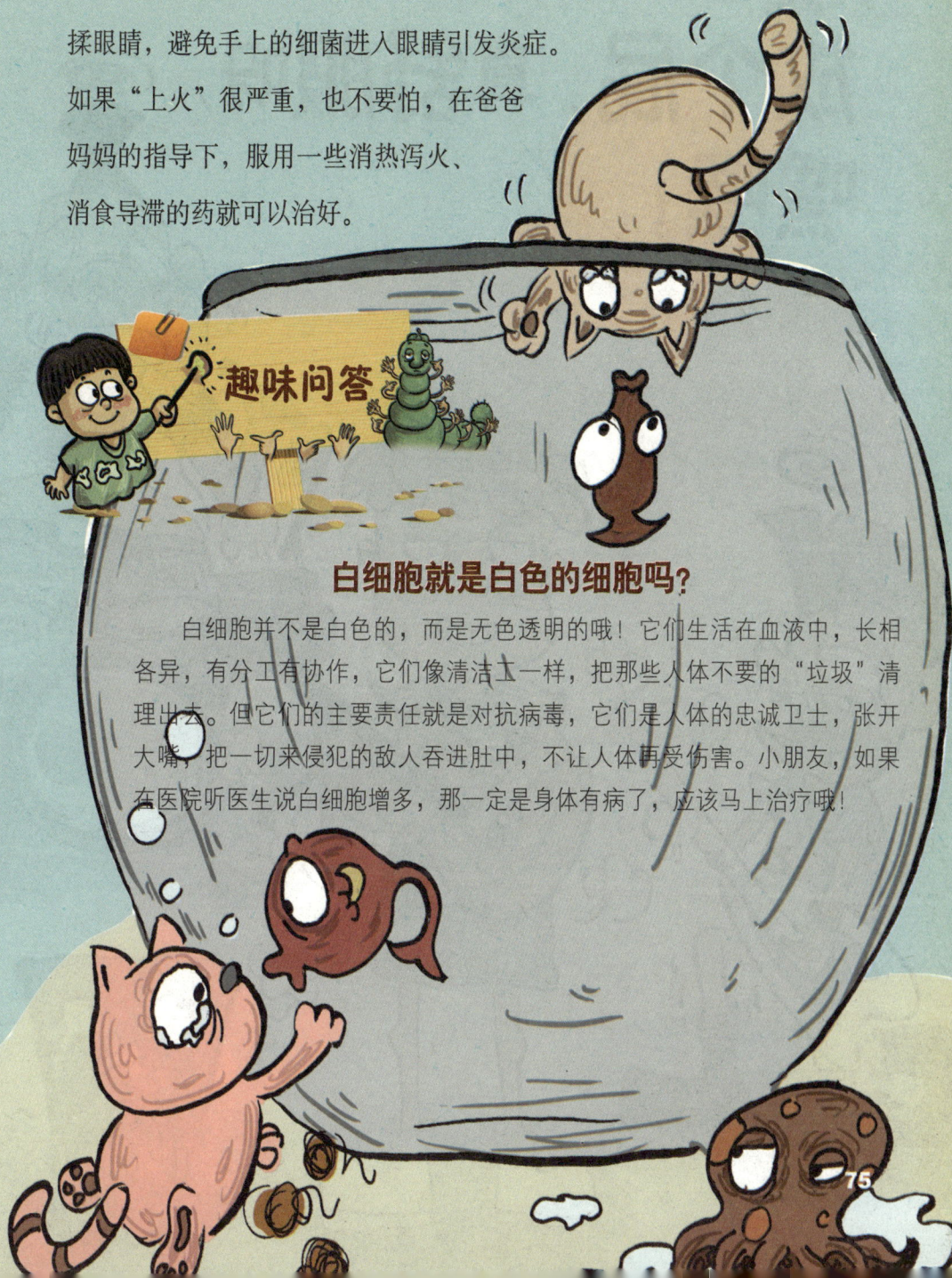

趣味问答

白细胞就是白色的细胞吗？

白细胞并不是白色的，而是无色透明的哦！它们生活在血液中，长相各异，有分工有协作，它们像清洁工一样，把那些人体不要的"垃圾"清理出去。但它们的主要责任就是对抗病毒，它们是人体的忠诚卫士，张开大嘴，把一切来侵犯的敌人吞进肚中，不让人体再受伤害。小朋友，如果在医院听医生说白细胞增多，那一定是身体有病了，应该马上治疗哦！

75

噗！
放个屁，真舒服呀，
嘿嘿！

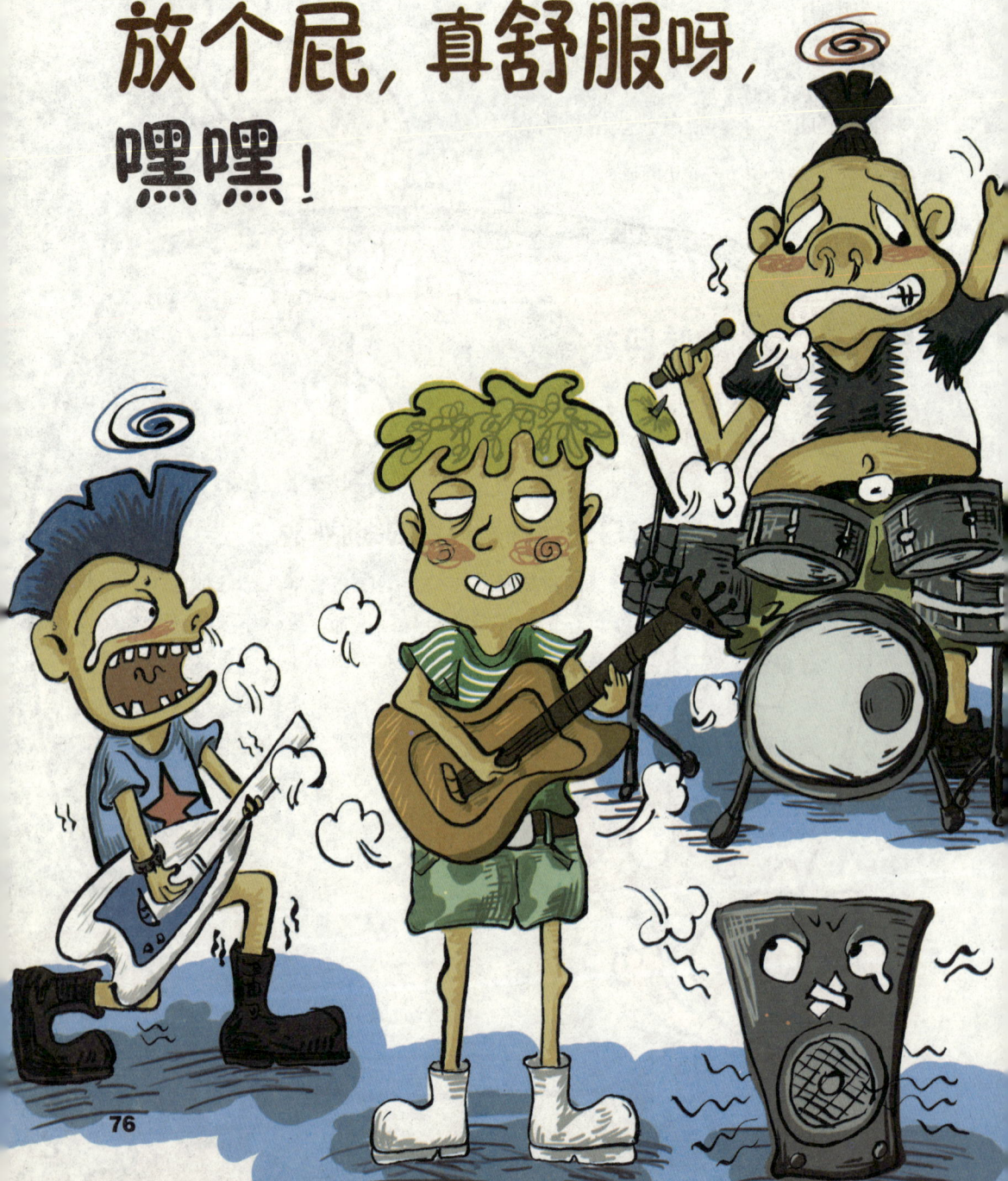

"砰"的一声，我把憋了好久的屁放出来了！人多时憋着不敢放，现在终于放出来了，真舒服呀！偷着笑笑吧。

人为什么要放屁呢？如果一时忍不住，在好多人面前"砰"地放一个响屁，或者"噗"地放一个蔫屁，多丢人呀！而且会留下一个笑话，会让别人讥笑几天呢！

小朋友，不要烦恼，让我们一起了解屁的故事吧！

屁屁是怎么形成的呀？

小朋友仔细想想放屁时的感觉？是不是觉得小肚肚里有气体在跑动，它们跑到了肛门口，使劲地想要出来，肛门一放松，"噗"的一声，它们终于钻出来了！

屁是小肚肚内生产的气体吗？呵呵，这可不完全对哦！放屁时放出来的大部分气体，是人吃进去的

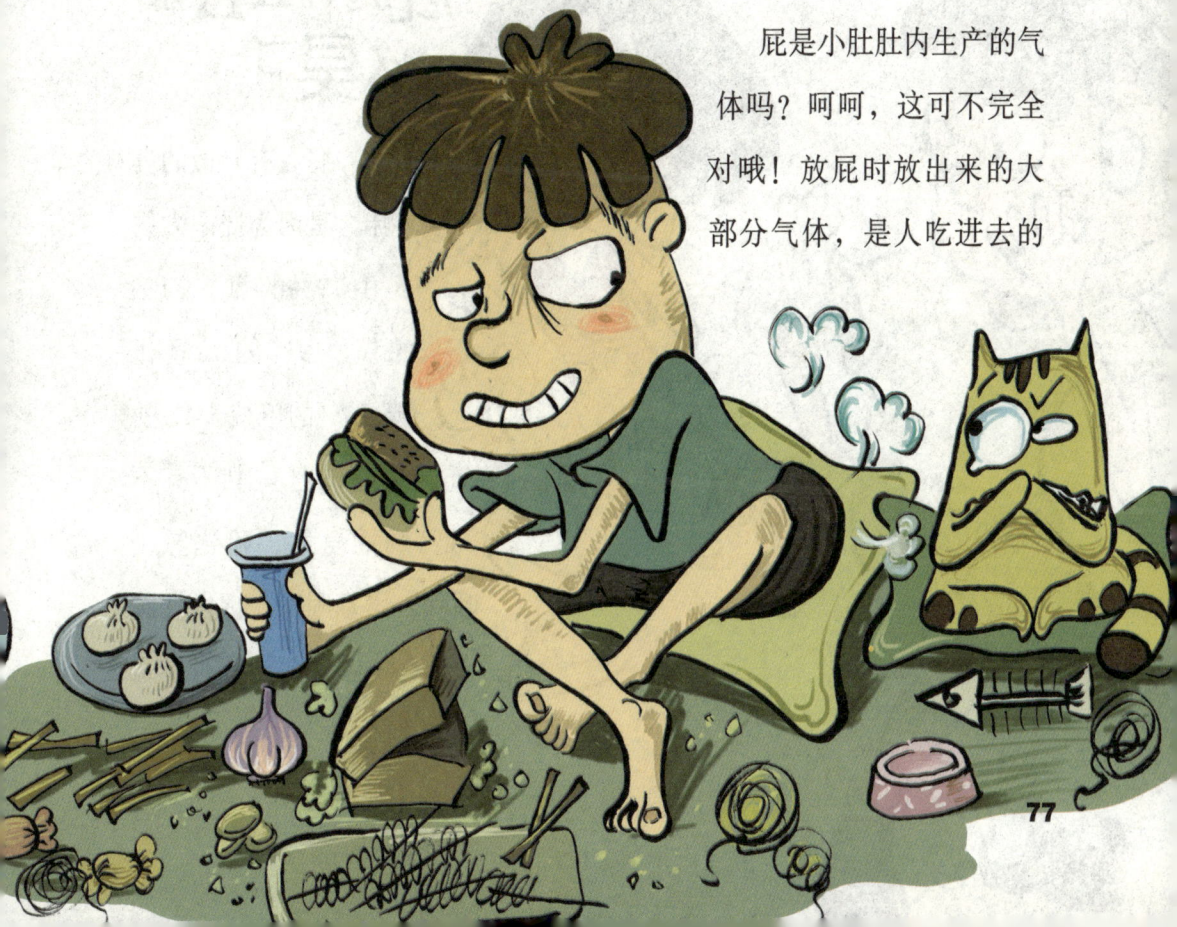

哦！人吃食物时，会把空气一起吃下。

小朋友已经知道食物要进入胃，空气也随着食物进到胃里。如果胃中气体太多，不舒服，会往上顶，这就是"打嗝"！

有一部分空气是正常呼吸时吸进去的，其中的氧气会进入血液中，参与血液循环，肠道中也会产生气体，如氮气、二氧化碳、氢气、甲烷等，这些气体沿着肠道，通过肛门排出来。一个屁屁就产生啦！

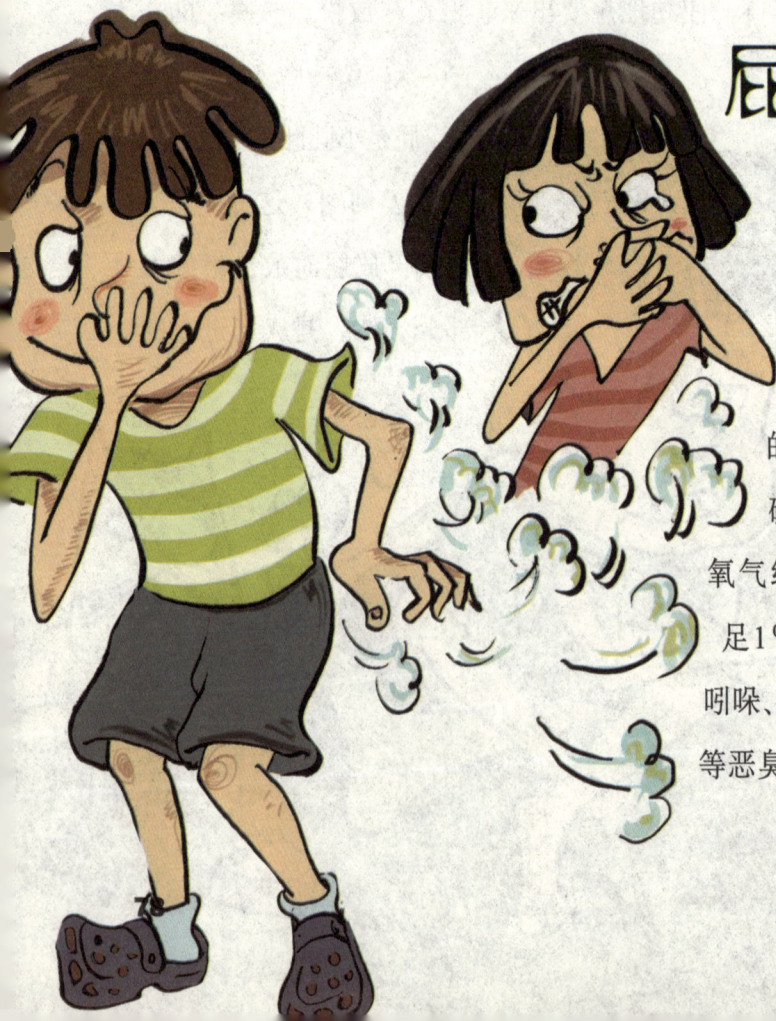

屁为什么会那么臭?

屁会有轻微的臭味，是因为屁中大约由59%的氮、21%的氢、9%的二氧化碳、7%的甲烷、4%的氧气组成，但其中还有不足1%的氨气、硫化氢、吲哚、甲基吲哚、挥发性胺等恶臭气体。即使有时候恶

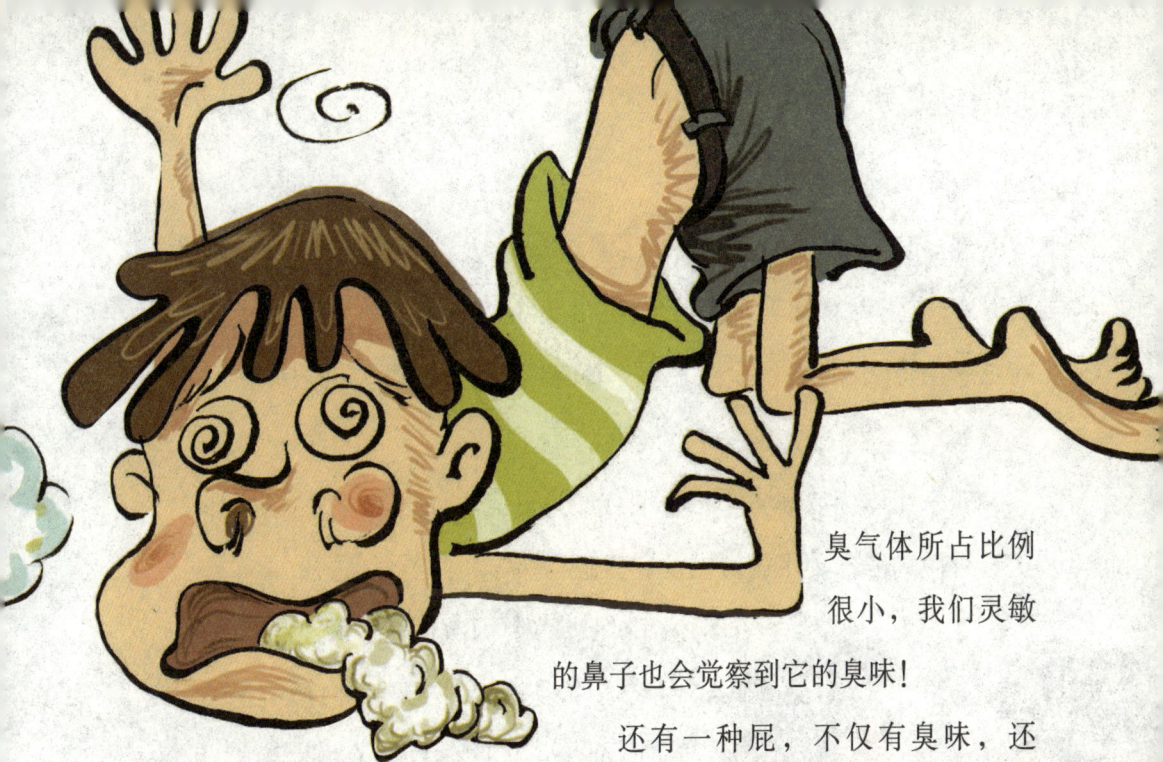

臭气体所占比例很小，我们灵敏的鼻子也会觉察到它的臭味！

还有一种屁，不仅有臭味，还常有奇怪的味道，这是因为食物不能完全分解而形成的味道。特别是纤维和糖类，在消化道正常菌群的作用下会产生气体，这些气体在体内累积，造成一股气压，随同肠的蠕动向下运行，肠的蠕动会将这些气体从肛门排出。

最臭的屁是人们常说的"屎头屁"，有很浓的屎臭味，放屁之后大便就会紧跟着排出体外。

总放屁正常吗？

身体正常的人都要放屁，一人一天放屁约14次，每人每天释放的废气，约有500毫升。但有些人放屁较少，即使吃了一些易让人放屁的食物，也不轻易放屁。小朋友可不要羡慕他们，这可是身体出了问题的表现哦！

屁，其实是胃肠功能的"测试球"。如果不放屁，或放大臭屁，都是肠胃有问题的警示哦！由于人的身体存在很大的差异，没有必要比较谁放了多少个屁屁，只要明白自己每天会放多少屁就可以啦！

　　如果比以前放屁多了，说明你最近可能出现病症，如消化不良、胃炎、胃溃疡等胃部疾病，以及肝、胆、胰等其他器官疾病。

　　但也不要因放屁多，就紧张起来！有时吃了太多的淀粉类与蛋白质类的食物，或进食时狼吞虎咽，以及习惯性吞咽动作过多，经常吞咽口水，屁也会增多呢！

有了屁屁一定要放出来呀！

　　小朋友不要认为放屁丢人而强忍不放哦！因为屁所含的气体中有硫化氢、氨、吲哚等，都是有毒的，把有毒气体保留在肚子里，会造成肚胀，消化不良，头晕目眩等症状，严重的话还会造成腹膜炎、肠梗阻等疾病。等人家问起病因，你也不好意思说是屁屁中毒呀！

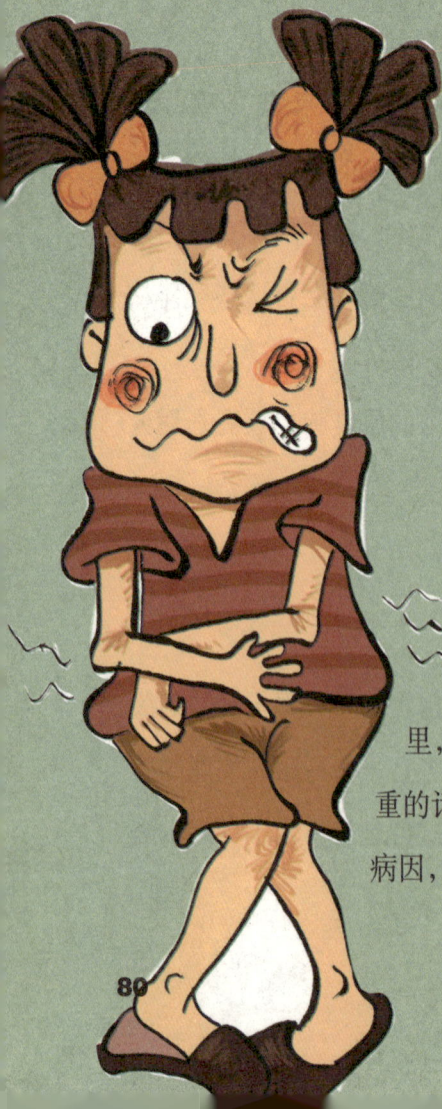

当然，在公共场合有所顾忌也是对的。你只要肯动脑筋，避免遭人白眼和嘲笑，不妨有屁就放哦！

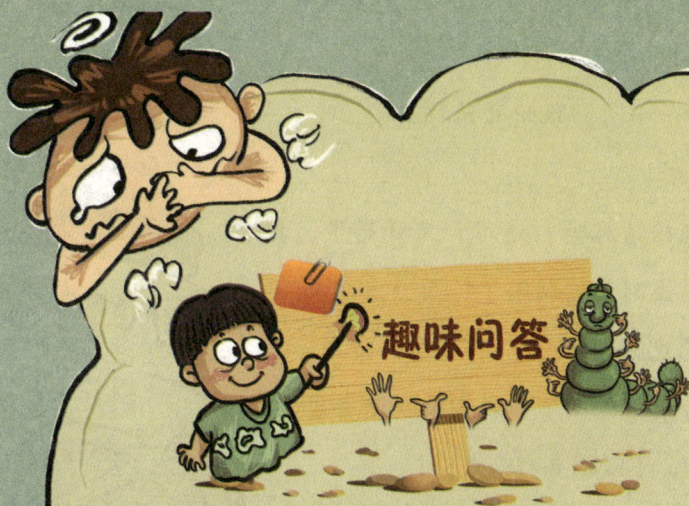

趣味问答

放屁太多怎么办？

放屁太多，肯定会造成许多不必要的麻烦。我们可以调整生活习惯，避免放太多的屁！

一是按时排便，可防便秘。二是注意饮食。洋葱、豆类和肉类中都有加重肠胀气中恶臭气体的成分，所以平时增加蔬菜、水果的摄入量，培养良好的饮食习惯。三是肠胃不好，可以饮用酸奶、葡萄糖等饮品，增加肠道内乳酸杆菌等有益菌的数量，促进肠道的蠕动。

张大嘴巴，
哈……呼……，有点困了

"哈……呼……"，眼睛开始打架了，哈欠一个接一个，眼泪也出来啦！

你经历过这种情况吗？这不，又开始了，打哈欠是怎么了？想控制都控制不了！而且看到别人打哈欠，自己也想打一个！这是怎么回事呢？怎么还"传染"呢？下面我们就一起去了解一下。哦对了，千万不要打哈欠呀！

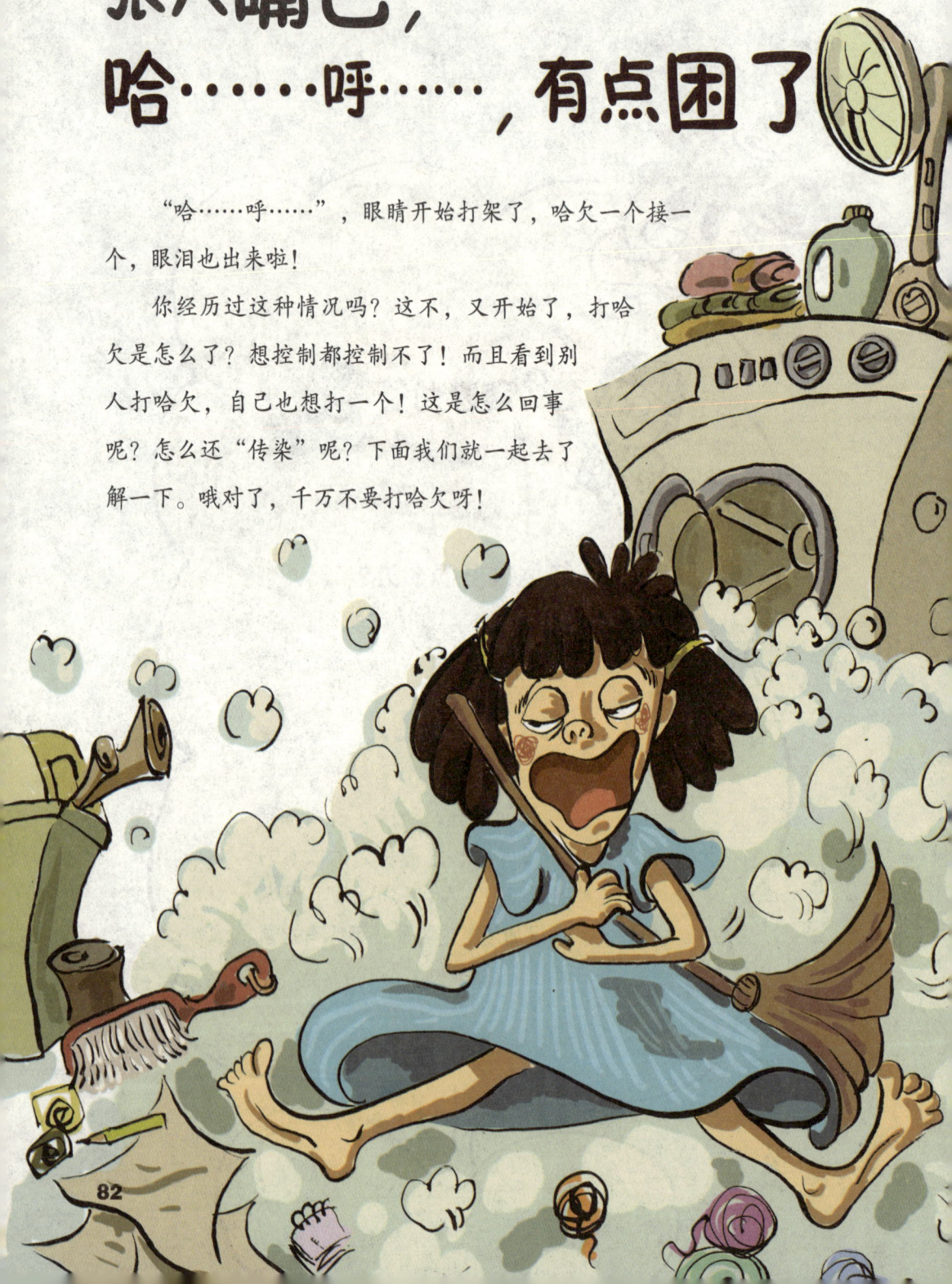

是谁在指使我打哈欠?

总是情不自禁地打哈欠,想忍都忍不住,到底是谁在指使呢?这个指使者就是大脑中的"哈欠中枢"——下视丘的旁室核,里面含有多巴胺、甘胺酸、缩宫素和促肾上腺皮质等可以引起打哈欠的化学信息分子。

大家想想我们什么时候会打哈欠呀?对!困了、累了想睡觉的时候,当然,还有刚睡醒的时候也会打哈欠哦!就是因为,我们身体的这些反应会刺激旁室核分泌更多的化学信息分子,这时候"哈欠中枢"就会接到命令,变得好积极,它会迅速把指令传给脸上的肌肉,肌肉抽动,眼睛眯起来,嘴巴张开,哈欠就出来啦!

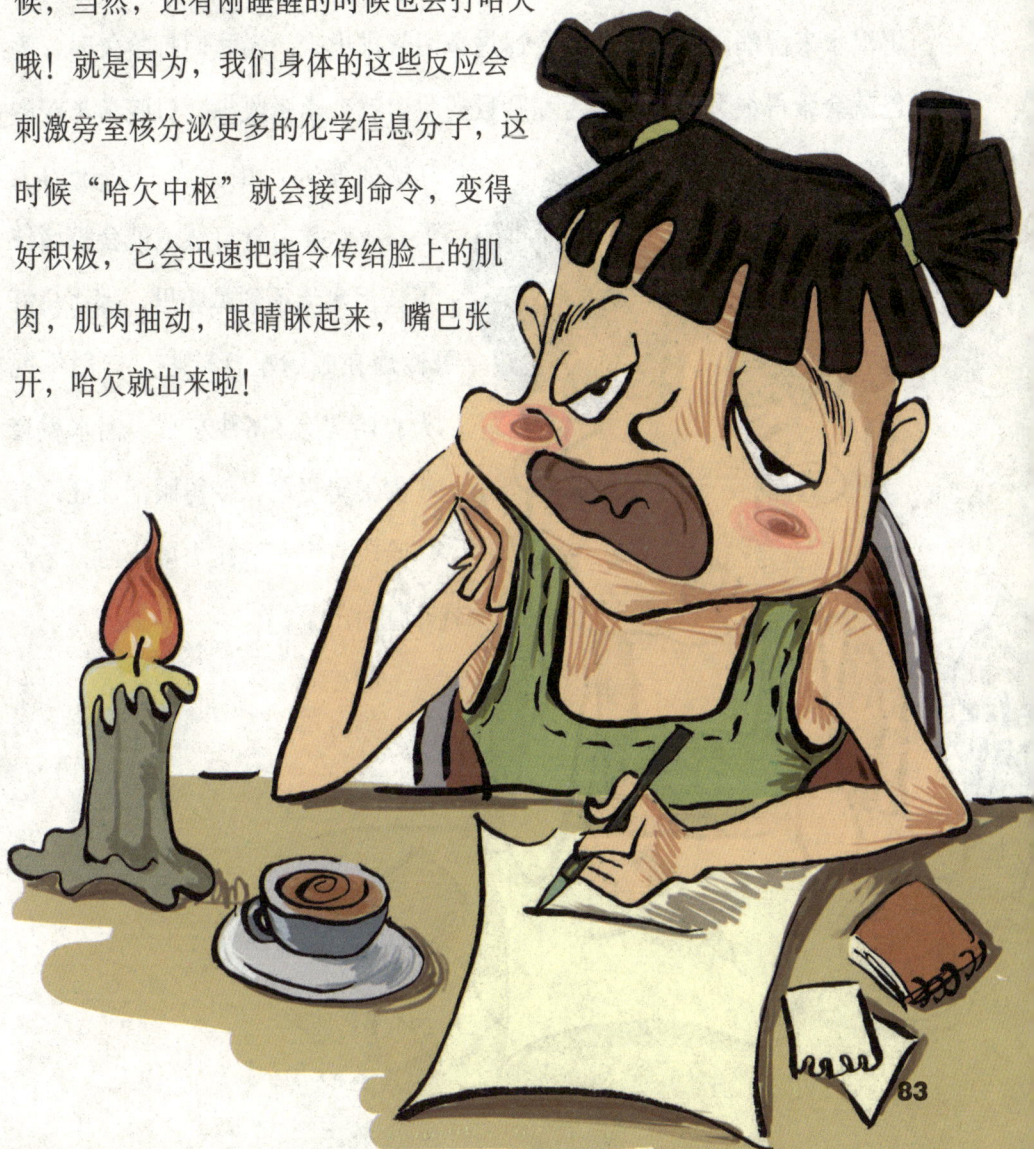

为什么打哈欠会流泪?

张大嘴巴打个哈欠，眼泪也会跟着来凑热闹。这可不是人家眼泪主动出来的哦，它也是被迫的呀！

小朋友现在已经知道关于泪腺的知识了吧？泪腺平时就在不断地分泌泪水来湿润眼睛，多余的会通过鼻泪管排出来。当我们打哈欠时，嘴巴就会张得很大，面颊、舌和咽喉的肌肉就会紧张收缩，口腔和鼻腔的压力就会变大。因为鼻腔的压力大了，所以鼻泪管自然地就会被堵住了，泪水流不到鼻腔里，那么只好可怜地在眼睛里打转啦。一般情况下，人打哈欠会在6秒左右，泪水就会聚集得更多，变得眼泪汪汪。当哈欠打完了，压力减小时，它们就夺眶而出了。

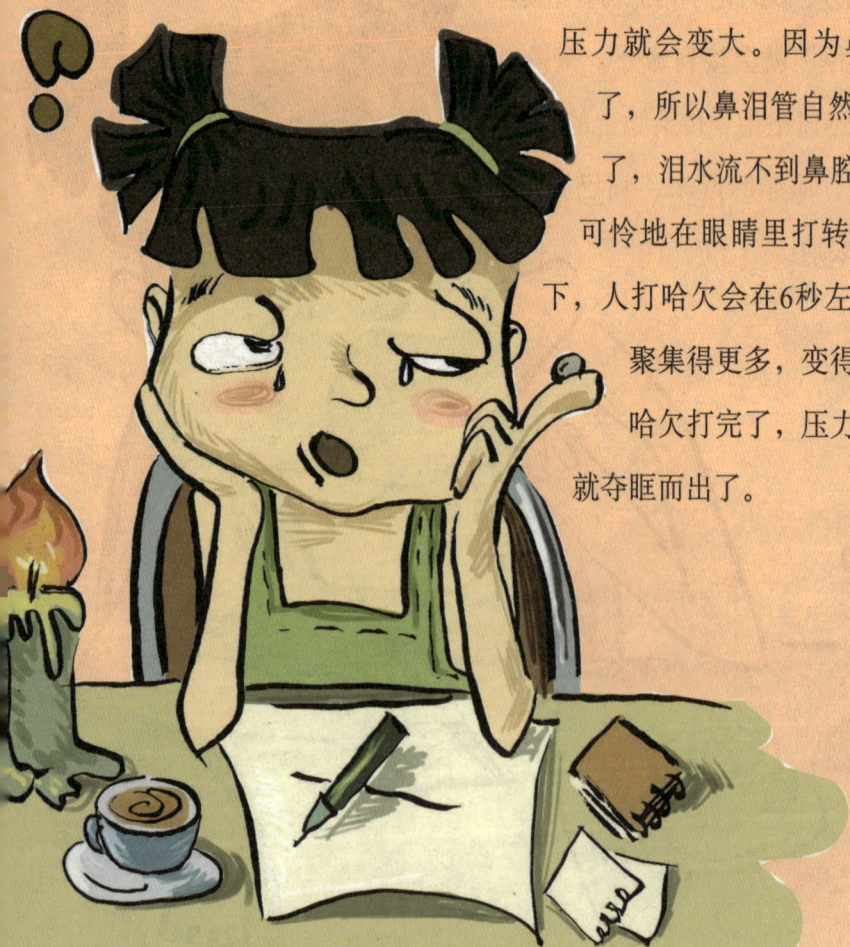

打哈欠有什么好处呀?

　　打哈欠有时是突然出现的，连小朋友都知道让别人看见打哈欠是很不礼貌的，所以有些人会咬紧牙关来抵挡面部肌肉的运动，把哈欠憋回去。狠狠地把哈欠"憋"回去也真是不舒服呀！其实，打哈欠是人的一种自我保护的反应哦！千万不要"憋"回去！

　　我们打哈欠时，张大的嘴巴会猛地呼出气体，这样眼睛会闭上，耳朵也仿佛给堵上了一样，全身的神经、肌肉就会放松下来，这对我们来说真是一个小小的休息。

　　有人说，人之所以打哈欠是缺氧的表现，这种说法也不是没有根据的哦！我们在打哈欠的时候就会做深呼吸，这时血液里的氧气增加了，二氧化碳也会更迅速地排出来。所以打哈欠增加了脑细胞的供氧量，保护了劳累的脑细胞，使人马上就精神啦！

打哈欠为什么会传染?

　　打哈欠传染是一种普遍的现象。

　　一些科学家通过磁共振成像的研究得出结论：打哈欠会传染，是人与人的"心智模仿"造成的。一个人看见别人在打哈欠，大脑就会接到信息，处理并发出指令。处理打哈欠的脑部活动区和表示

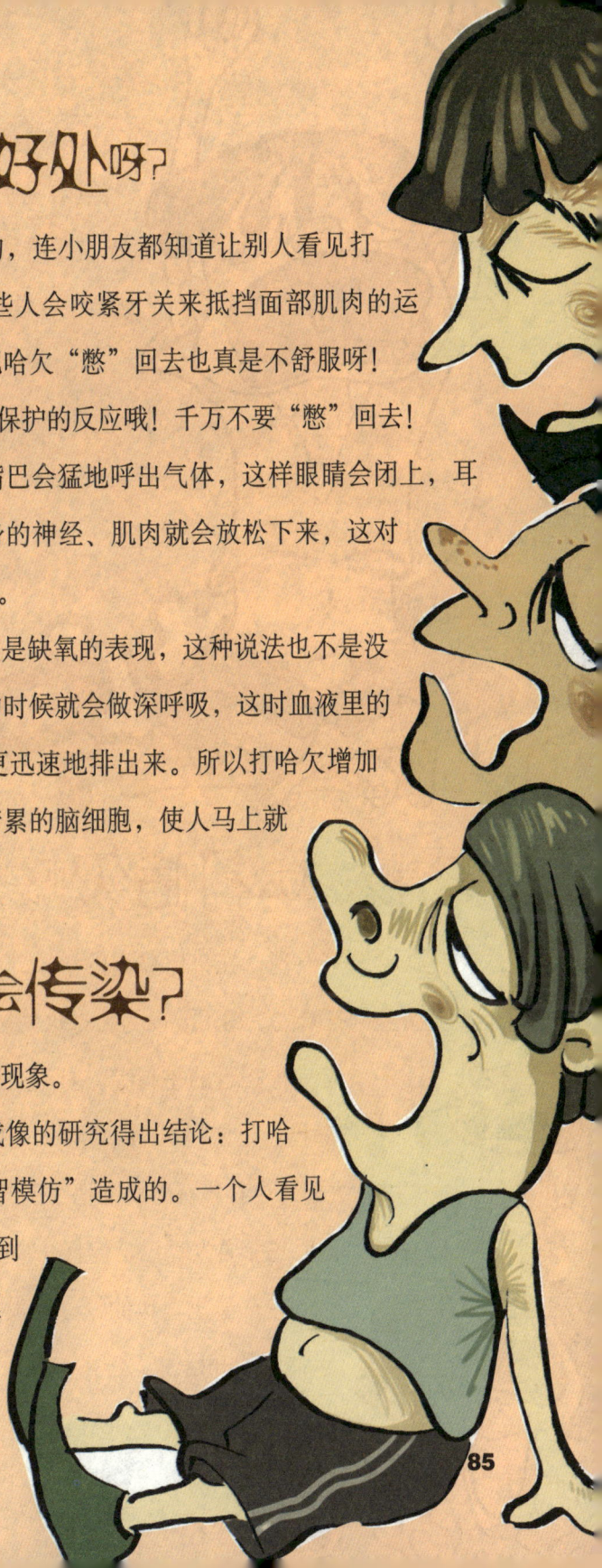

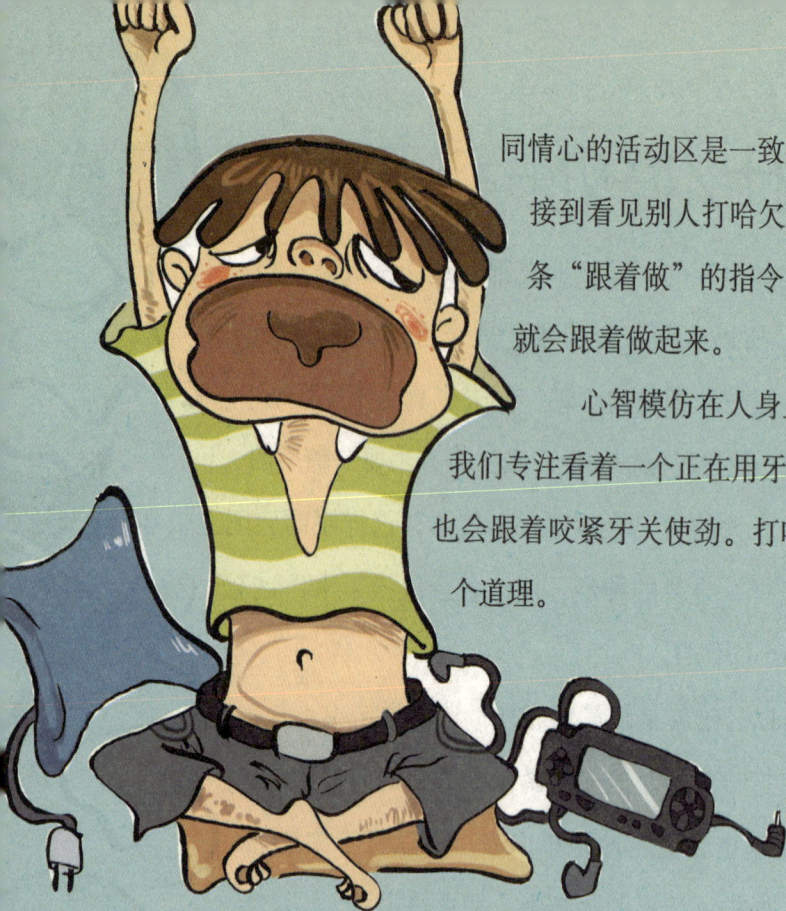

同情心的活动区是一致的，也就是说，大脑接到看见别人打哈欠的指令后，会发出一条"跟着做"的指令，这个人接到指令后就会跟着做起来。

心智模仿在人身上很容易发生，比如我们专注看着一个正在用牙齿开啤酒的人，我们也会跟着咬紧牙关使劲。打哈欠能传染，也是这个道理。

只有人才会打哈欠吗?

医学研究发现，在母体12周的小胎儿，就会张嘴打哈欠了。出生的婴儿会经常打哈欠。但不要以为，打哈欠是人的专利哦!

与人最相近的是猩猩，打哈欠时很有风度，会很"绅士"地捂住嘴巴，也许它知道对着别人打哈欠不礼貌吧!

晒太阳的小花猫有时候会把前爪放平，使劲往后拉着，这是在伸懒腰，同时也张着大嘴巴，连打几个哈欠。

在草丛里埋伏的蛇，在发现猎物后也会打一个哈欠，表示捕猎的开始。

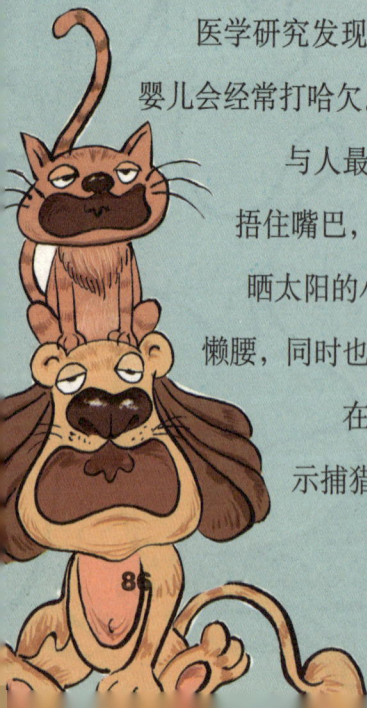

打哈欠声音最大的是狮子！狮子的吼声本来就很大，狮子在打哈欠时会积攒全身的力量才把气吐出来，打哈欠的声音会奇大无比，所以有"狮吼"的说法。

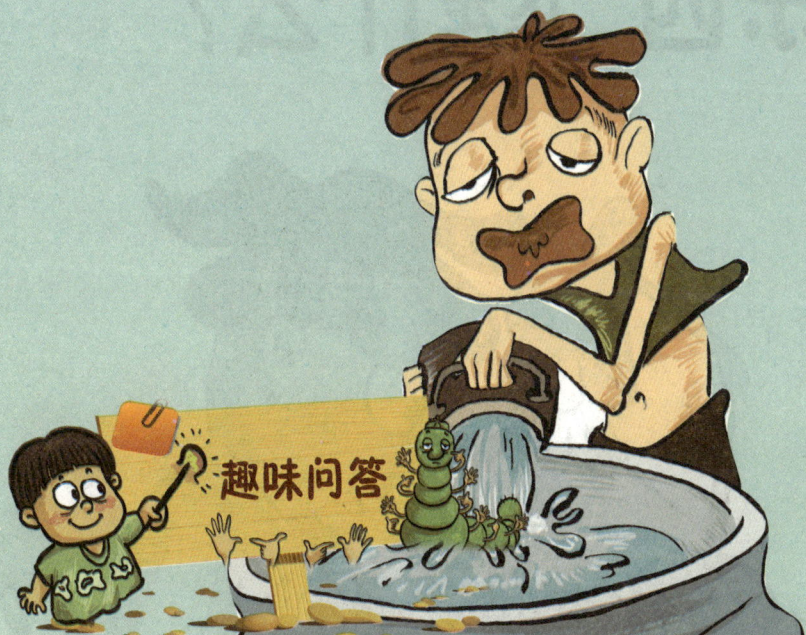

趣味问答

为什么打哈欠听不到外界的声音？

人的咽喉部有条小管，名叫"咽鼓管"。咽鼓管与中耳、咽腔相连接，它能保持中耳内的空气和外界空气的压强平衡，使鼓膜正常振动。

人在打哈欠时，一般要先深吸一口气，然后再猛地呼出，这时中耳内的气流会发生强烈变化，咽鼓管开放，耳内气压就会增高，鼓膜向外凸，这样听小骨与鼓膜之间传导声波出现障碍，听不到或听不清声音。所以听到巨大声音时，可以张大嘴巴来缓解对鼓膜的伤害。

耳朵里掏出来
黄东西，这是什么？

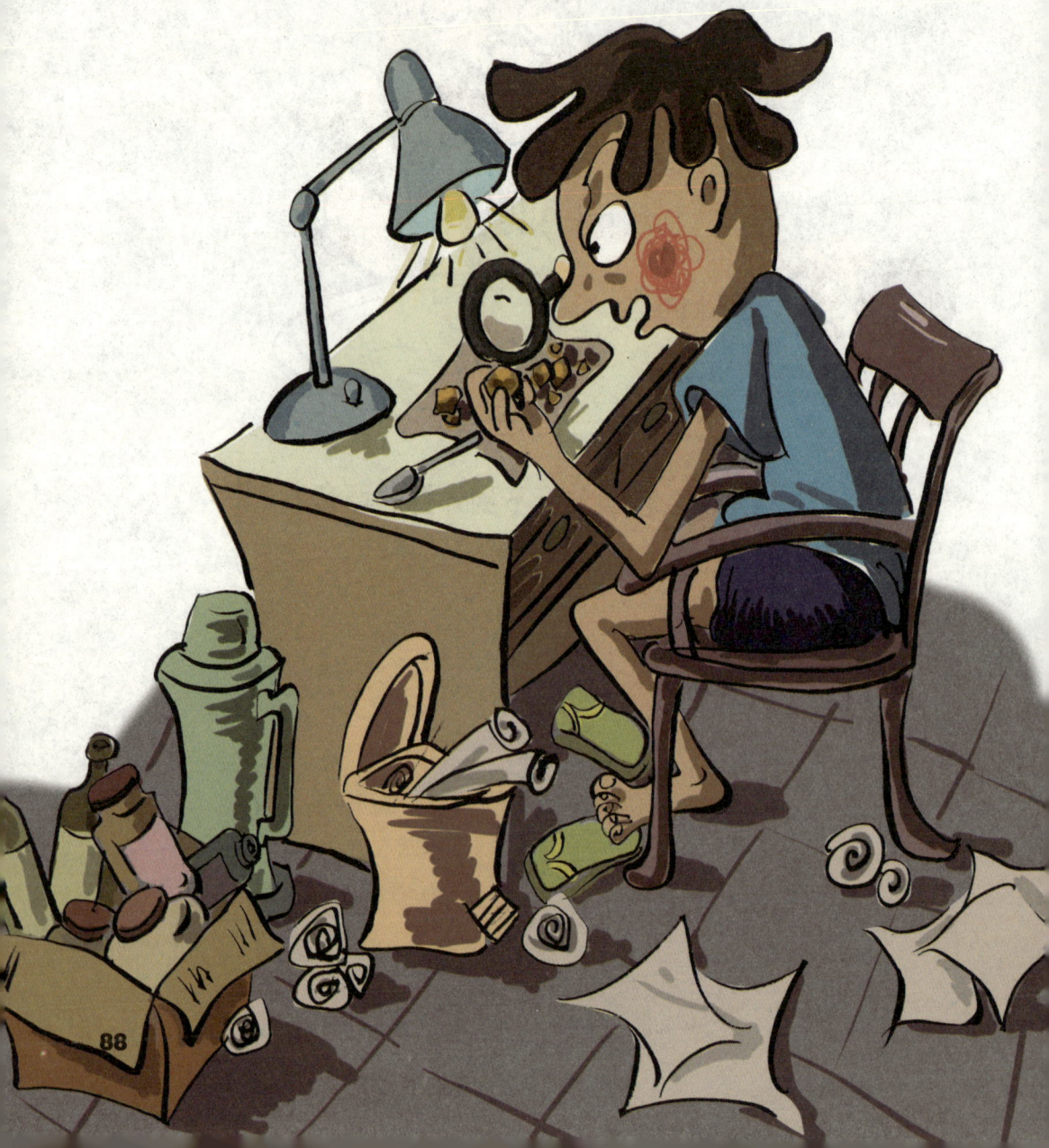

拍拍自己白白的小脸，看看水灵灵的眼睛，再耸耸小巧的鼻子，突然发现自己很好看哦！

呵呵，真是超自信呢！"嗡……"怎么回事？耳朵里竟然发出了声音！妈妈快帮着掏掏耳朵吧！结果掏出一个黄色的东西，这是什么呀？它为什么会跑到耳朵里呢？这件事真的很影响我的心情哟！能不能赶快清理掉呢？

耳朵里掏出的黄东西是什么？

掏耳朵时会掏出一些黄色物，大多数是干片状，有时会掏出油粉状，有时是石子状，使劲掏也掏不出来。从耳朵里掏出来东西，不论形状如何，统称"耳屎"，听名字就知道是耳朵自产的垃圾哟！它还有一个化学名字叫"耵聍"，最形象的是英文中称为"耳蜡"！

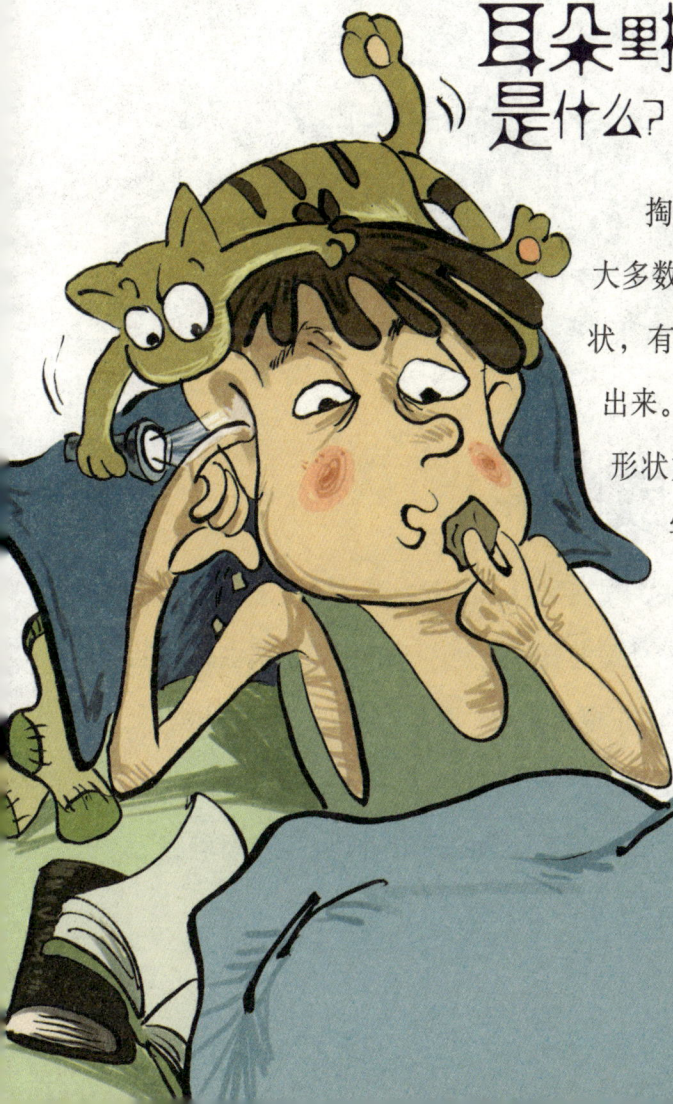

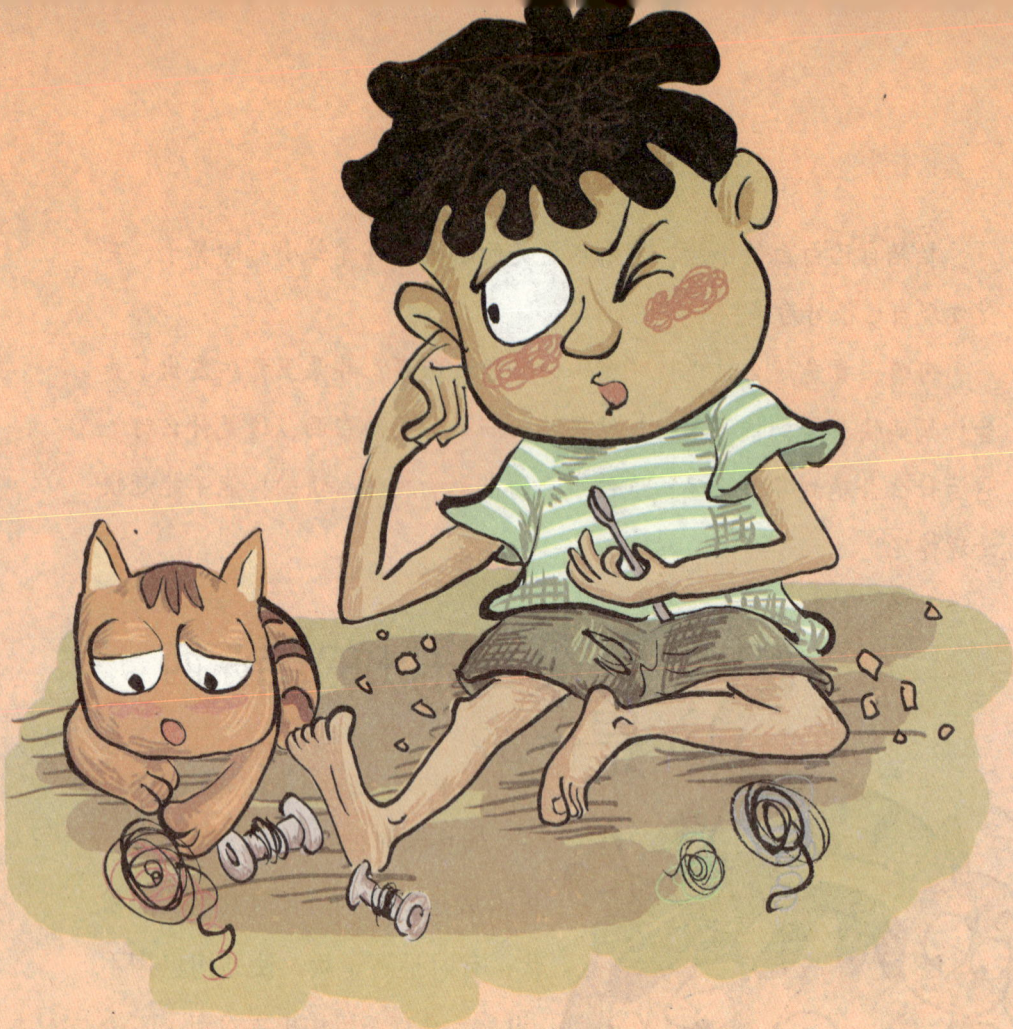

耳屎是怎么形成的呀？

小朋友们已经了解了眼屎，现在我们一起来看看耳屎是怎样形成的吧！耳朵长在头的两侧，无论外面的耳廓还是内部的构造，都由软骨组成，平常所说的"耳朵眼儿"，正规名称是"耳道开口"。

耳道内也有汗腺，而且是汗腺中特殊的一类！位于耳道三分之一处的软骨汗腺，名叫"耵聍腺"，与所有汗腺的构造相似，但"耵聍腺"的分泌物却不像汗水那样99%都是水，更像是融化的蜡。

耳道中也有皮脂腺，像蜡一样的耵聍腺分泌物，混合着皮脂腺分泌的油脂，在耳道的皮肤上形成了一层很薄的膜，就像给耳道穿上了一件衣服，这件衣服就是最初的耳屎了！

耳屎也会大变身！

让我们了解耳屎大变身的过程吧！最初的耳屎是很黏的，与常见的耳屎不同。耳朵内皮肤的角质层，会正常地一代代更新，就会掉下一些皮肤碎屑，和进入耳道的灰尘碰到最初的耳屎后，就会被粘住，慢慢干燥后就形成一块块淡黄色疏松的薄片状耳屎，堆在耳朵眼儿里，这就是那些干片状耳屎。

有的人耵聍腺和皮脂腺的分泌物特别多，碎屑和灰尘粘上后，并不能很快地干掉，而且还会有更多的初始耳屎分泌，所以就会形成一层层油性黏稠的物质，越聚越多，有的甚至从耳朵里流出来，这就是人们称之为"油耳"的软耳屎。

有些最初耳屎的黏性很大，在耳朵眼儿里被堆满后不能掉出来或流出来，风干后就像小石子一样堵在耳道中。

小朋友，后面两种变身的耳屎，都是不正常耳屎哟！如果出现了，那就说明耳朵生病啦，要及时去看医生哟！

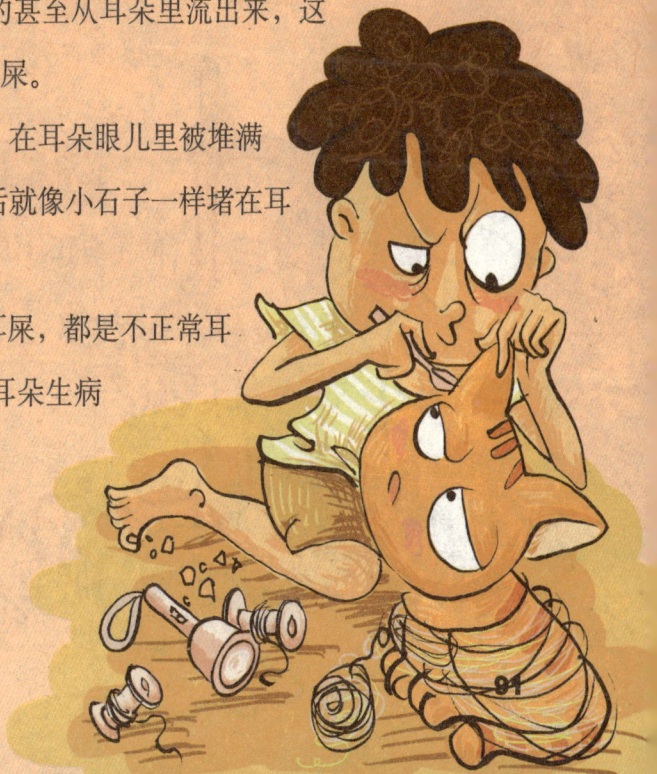

耳屎有什么用处吗?

当一只小虫子晕头晕脑地向我们撞来，眼睛会自动闭上，鼻子会呼出气体把它吹走，耳朵却常被小虫子闯入。小虫子看到通道，就会好奇地钻进去，第一站就会碰到耳屎，小虫子会被油乎乎的耳屎吸引住，以为是美味，上去就是一口。由于耳屎不仅发苦，而且有一定油性和黏性，小虫子被粘在耳屎上脱不开身，此时小虫子一定是追悔莫及呀!

由此可知，耳屎是耳道的忠诚卫士，保护着耳道深处的鼓膜不受侵害，虽然名字不好听，但却是保卫人体的一件宝贝呀!

耳屎越聚越多怎么办?

耳屎如果聚集很多，它会自行处理，会自己从耳道中跑出来。有时耳屎跑不出来，会感到耳朵有些堵，这时可以请爸爸妈妈用正确的方法帮你掏耳朵，自己千万不可动手去掏哦!

掏耳朵是有风险的，拿一件细小的尖锐的东西在耳道中掏来掏去，耳道可能被这没轻没重的方式伤及，很多的耳道炎就是因为耳道受伤后被细菌感染造成的。如果没伤到耳道，也有可能把鼓膜捅破，那后果

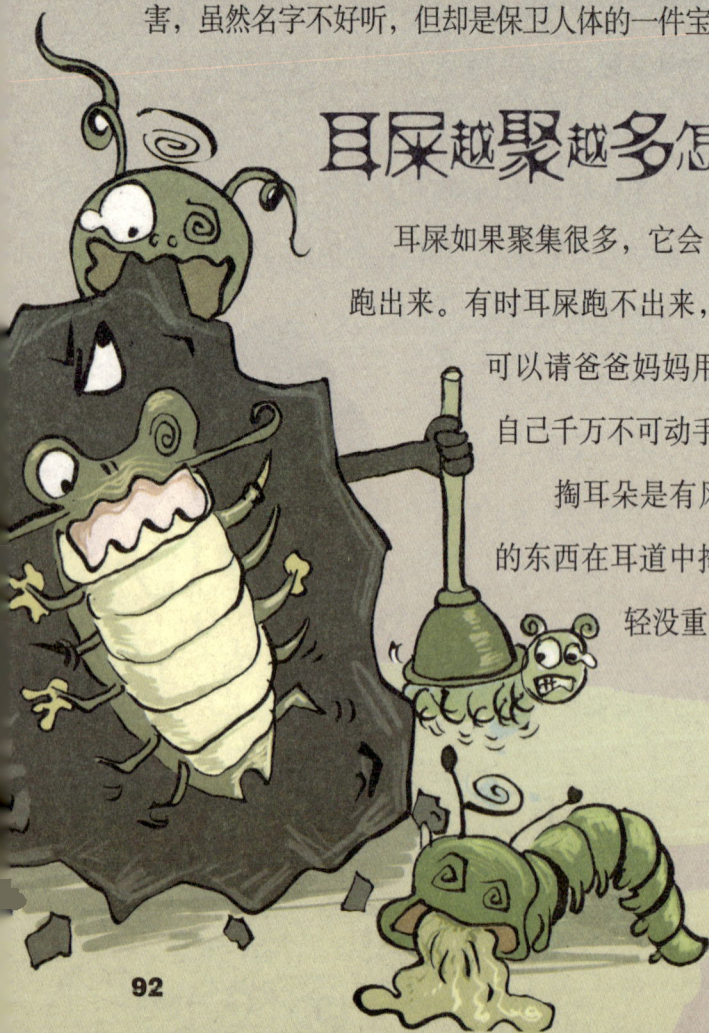

会更严重，就成聋子啦！

掏耳朵正确的方法是：让爸爸妈妈用一根小棉签，放到耳朵眼儿内轻轻地一转，耳屎就会被带出来了！如果耳屎太大、太硬，或者油乎乎的，那可能是耳道发炎了，这时一定要赶快去医院哦！

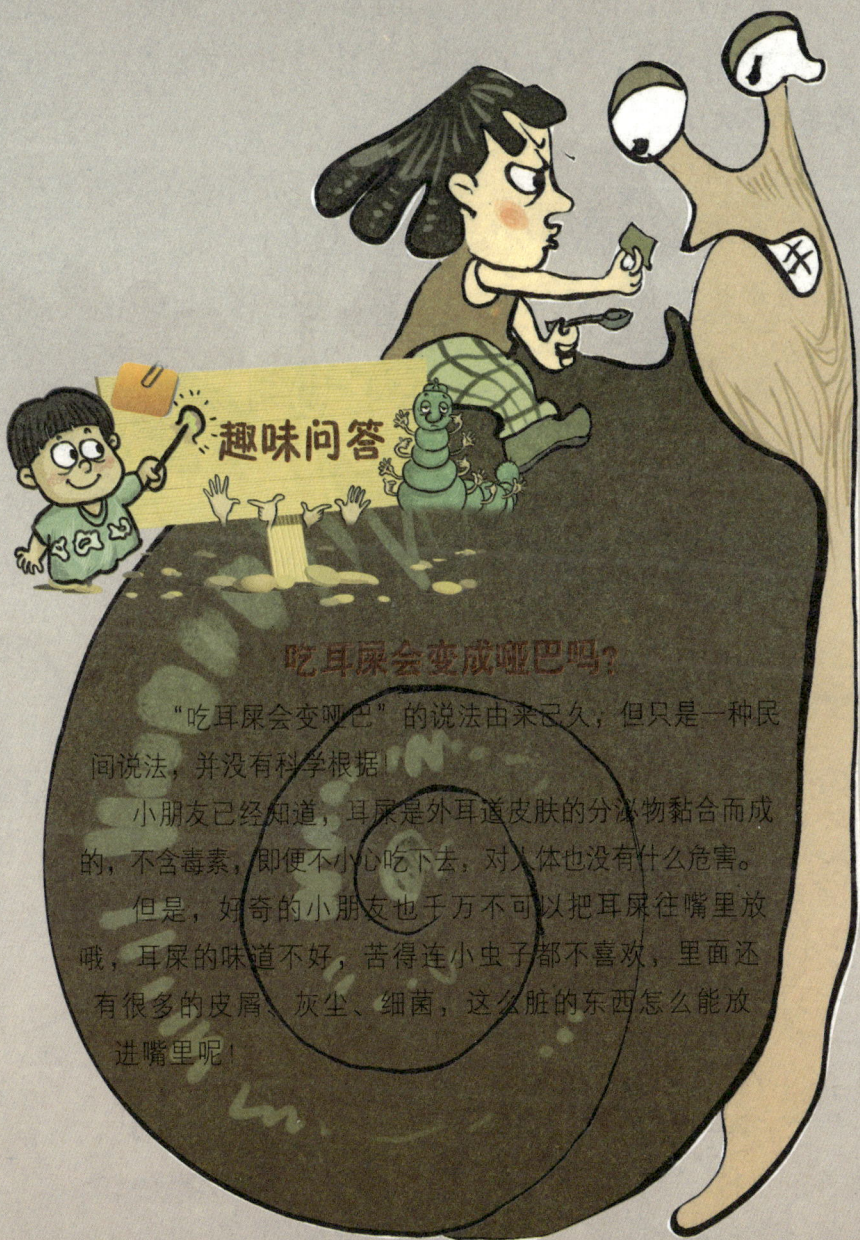

趣味问答

吃耳屎会变成哑巴吗？

"吃耳屎会变哑巴"的说法由来已久，但只是一种民间说法，并没有科学根据！

小朋友已经知道，耳屎是外耳道皮肤的分泌物黏合而成的，不含毒素，即便不小心吃下去，对人体也没有什么危害。

但是，好奇的小朋友也千万不可以把耳屎往嘴里放哦，耳屎的味道不好，苦得连小虫子都不喜欢，里面还有很多的皮屑、灰尘、细菌，这么脏的东西怎么能放进嘴里呢！

阿嚏！
我是不是要感冒了？

　　天气渐渐变凉了，小朋友们都穿上了厚厚的衣服，"阿嚏！"突然间打了个大喷嚏，看来，今天自己穿得太少了。也许是有些感冒了？打喷嚏的学问可大了，从你一出生就开始打喷嚏，但每一次都是有原因的哦！

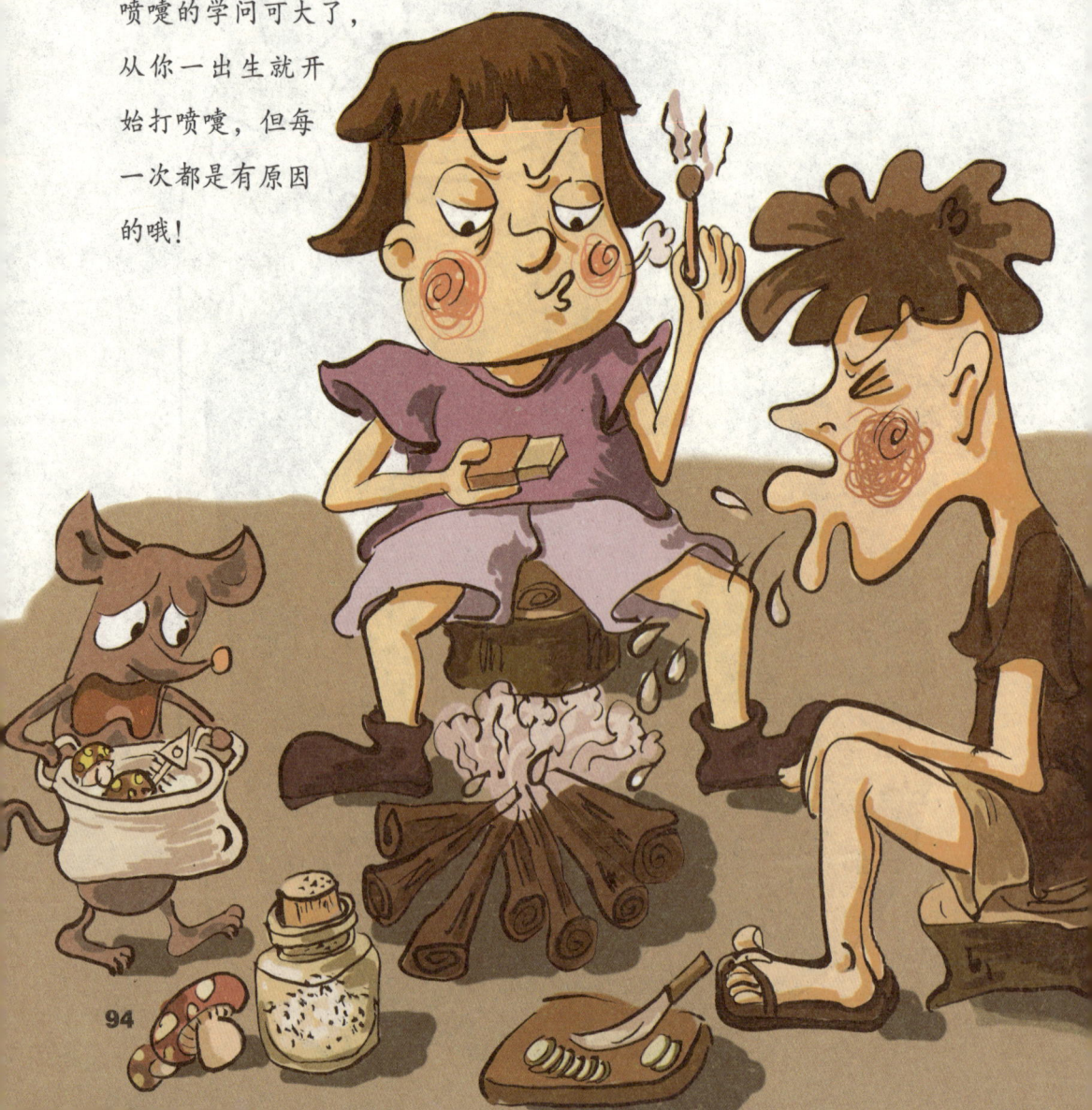

人为什么会打喷嚏？

每个人都会打喷嚏，这与打哈欠一样，是正常的生理现象。但打哈欠是自发的，打喷嚏却是受到外界刺激才会引起的，是一种神经反射！很多的小动物也会打喷嚏哦！

有时人想打喷嚏却打不出来，这让人感到很难受。有人说"对着太阳就打出来了"。这种说法有些道理，因为强烈的光线也是喷嚏的刺激源。除了光线以外，冷空气、异常气味、花粉、羽毛、烟尘以及细菌、病毒等都会引起人打喷嚏。

这些气味或者微粒进入鼻腔后，鼻黏膜会受到刺激，把刺激的信息传导给鼻黏膜中的神经，信息沿着神经系统很快地传给大脑，大脑马上就会发出指令。这时，你会先深吸一口气，胸部猛烈收缩，肺里的气体就会迅速而有力地从气管通过鼻腔和嘴巴喷射出来，目的是把那些不舒服的刺激"喷"走。

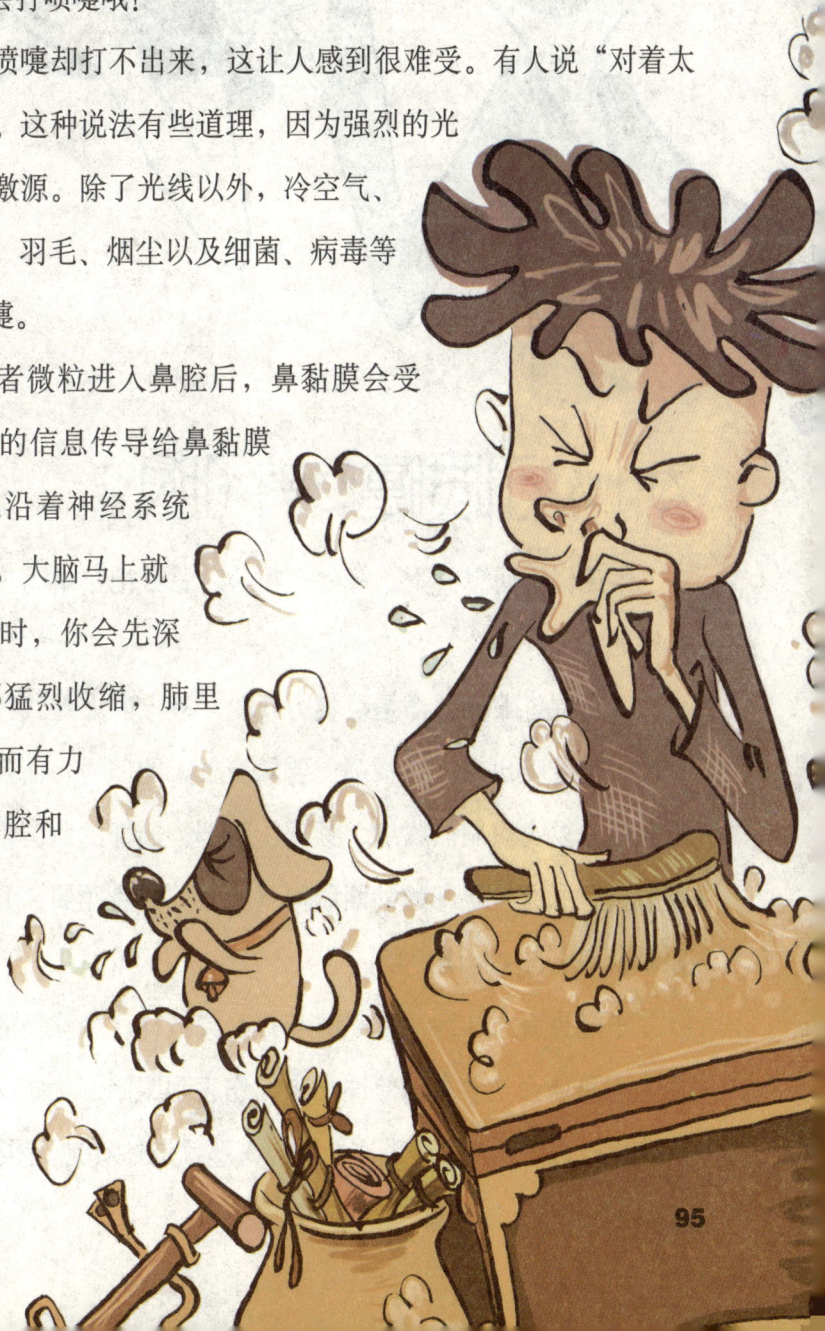

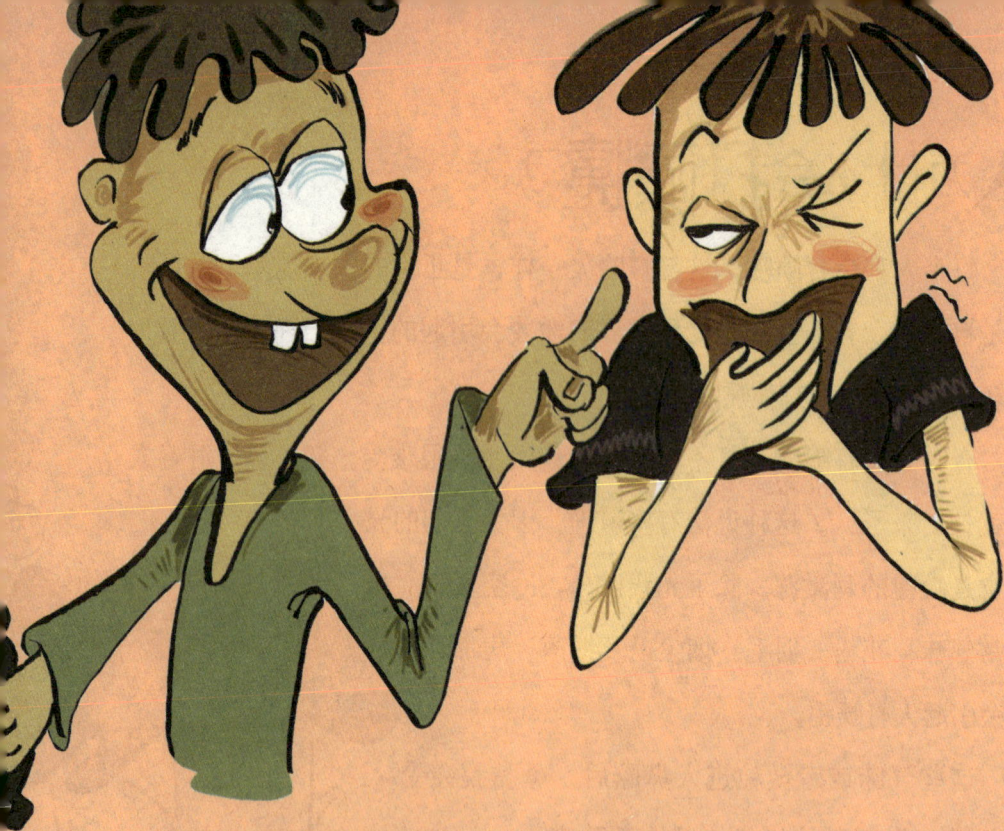

为什么打喷嚏时要闭眼?

大家仔细回想一下，每次打喷嚏时总会把眼睛闭上，这其中有什么奥妙呢？

人每次打喷嚏，都是很卖力气的，吸入的大量气体要同时经过肺、口腔、鼻腔喷出来，这些部位要承受很大的压力，而且膈肌和肋间肌等呼吸肌也要突然剧烈收缩，颈部、面部、额部的肌肉都要紧张起来，面部肌肉紧张会使眼睛的外圈肌肉（又名"眼轮匝肌"）立即收缩，于是眼睛就不由自主地闭上啦！

不过也有人认为，打喷嚏与打哈欠一样，会让鼻腔受到很大压力，压力有可能会逆着鼻泪管冲出来，伤害到眼睛。为了保护眼睛，大脑在人进化过程中就多了一个本能反应，那就是打喷嚏要闭眼！

"一想二骂三感冒"的说法对吗?

有人认为:突然间打一个喷嚏,那是有人在想自己;连打两个喷嚏,那肯定有人在背后骂你;连着打三个喷嚏,那是真的患感冒了。这就是所谓的"一想二骂三感冒"。

小朋友已经知道,打喷嚏是受到外界刺激时才会发生的行为,所以"一想二骂三感冒"的说法,不过是搞笑而已!民间还有一些有关打喷嚏的说法,甚至还有人用打喷嚏的时间来推测将要发生的事情的吉凶。这种占卜方法更是没有科学道理。

欧洲有一些地方,见别人打喷嚏,有人就会笑着对他说:"祝你好运!"

保加利亚人在新年吃饭时,第一个打喷嚏的人通常会得到意外的礼物。因为主人听到第一声打喷嚏的声音会很高兴,要从自己牧场中把首先看到的一头小牛、一只小羊,甚至是一匹马送给新年第一个打喷嚏的人。

保加利亚人认为,新年吃饭时第一个打喷嚏的人一定会带来好运!

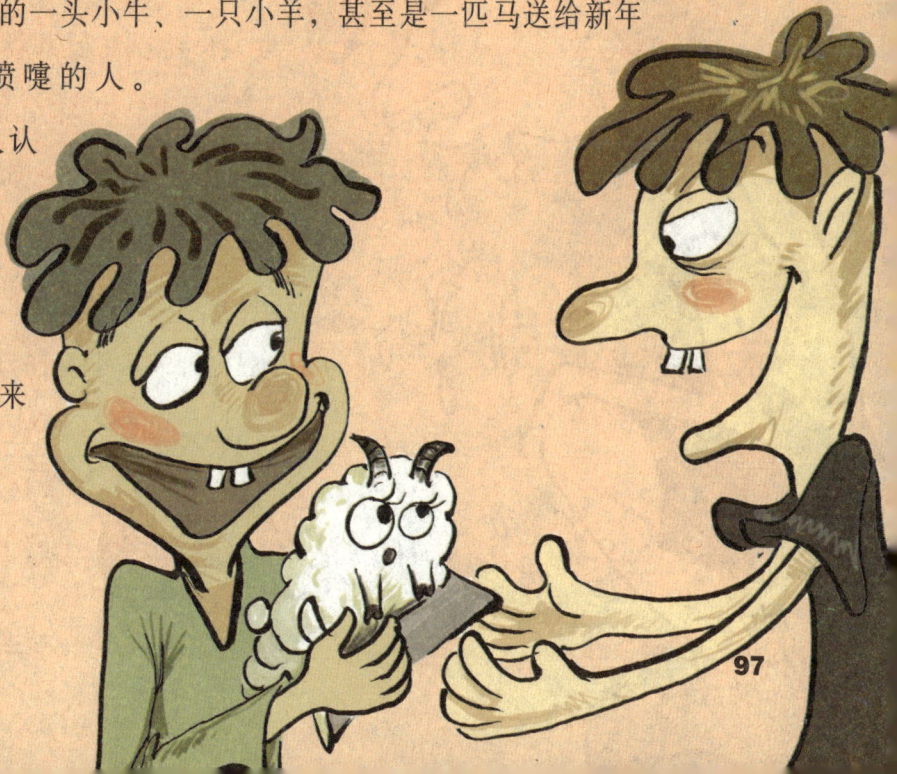

怎样打喷嚏才能痛快又不受伤?

要打喷嚏时，可以先让自己坐好或者蹲下，这样可以减小胸腹腔的压力变化。有些人愿意弯腰打喷嚏，这是最不可取的姿势哟，因为这样可能造成腰部受损。

保持一种正确的姿势，让头颈部肌肉或腰部肌肉都紧张起来，处于收缩状态，让身体处于一种"较劲儿"的状态，可对抗喷嚏产生的冲击。

打喷嚏有时是得了感冒的信号，是鼻子对病菌、病毒作出的反应。你知道吗？喷嚏可以向外界传播病毒的哦！一个喷嚏可喷出约2万个飞沫，排出病毒、细菌4 500至150 000个，这哪里是打喷嚏呀，简直是在"喷毒"！所以在公共场合，打喷嚏时一定要注意。可以先用手压鼻翼两侧，这样可以止住喷嚏。如果止不住还要打出来，也千万不要正对着人，也不要张嘴就打，可用小手绢、卫生纸或者手遮住口鼻，这样即便喷嚏打出来，也不会让病毒四溅了！

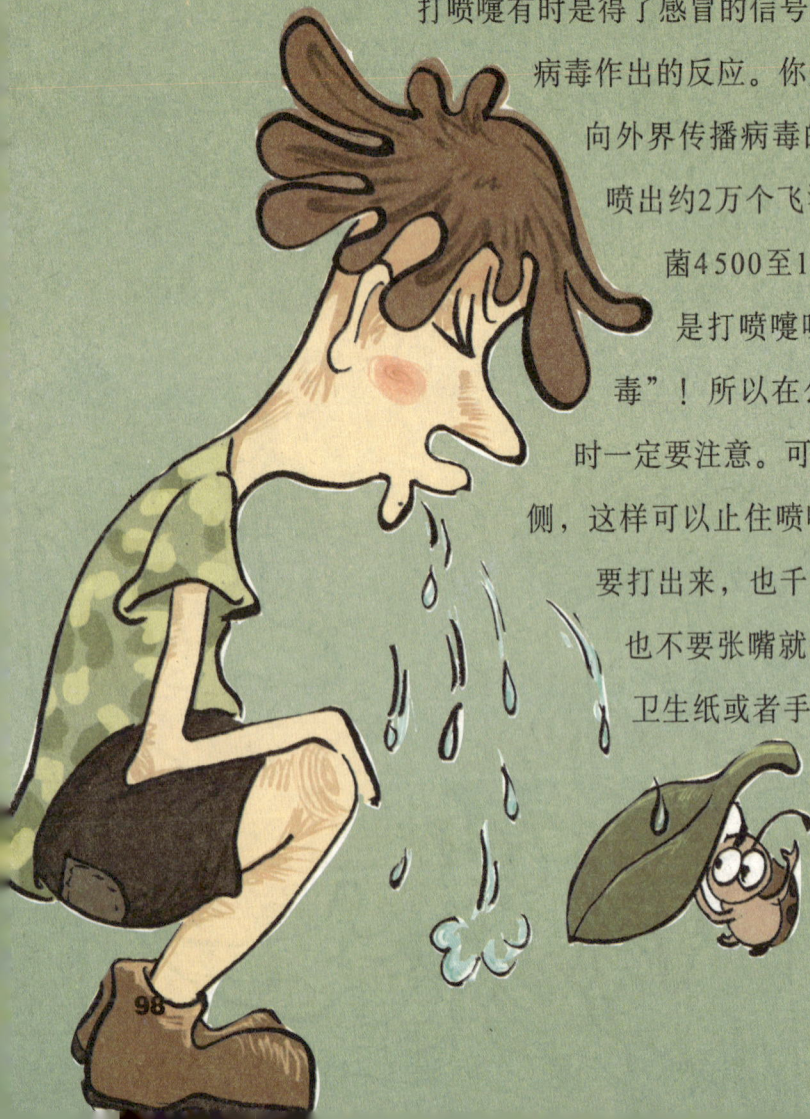

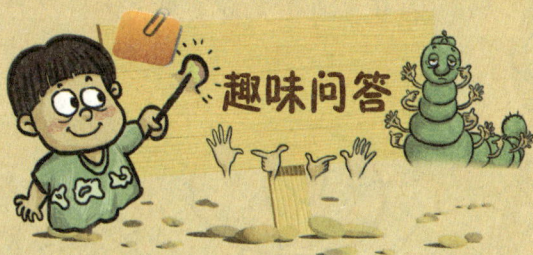

为什么感冒了想打喷嚏却打不出来?

感冒后打喷嚏是因病菌或病毒刺激鼻腔而引起的，但一般情况下，感冒初期想打喷嚏是打不出来的。为什么会这样？原因是感冒会引起鼻黏膜的充血而发生水肿，当受到外界刺激时，鼻黏膜的感知能力就会下降，这样就会产生想打喷嚏却打不出来的现象。

这时对着灯光或太阳，让光线加重对鼻黏膜的刺激，喷嚏就能打出来了。为了缓解感冒症状，可以多吃橘子、橙子等富含维生素C的水果，也可以吃些维C片，还可以用红糖和生姜片加水煮15至20分钟服用。

做个美梦，
怎么一醒来就忘了？

人人都会做梦，有时候梦到白天发生的事儿，有时候在梦里自己变得英勇无比，有时候……咦？怎么想不起来了呢？怎么有些梦，一觉醒来就全忘了呢？有人说人做梦是在回忆前世，是真的吗？人为什么要做梦呢？下面就让我们去探寻梦的世界吧！

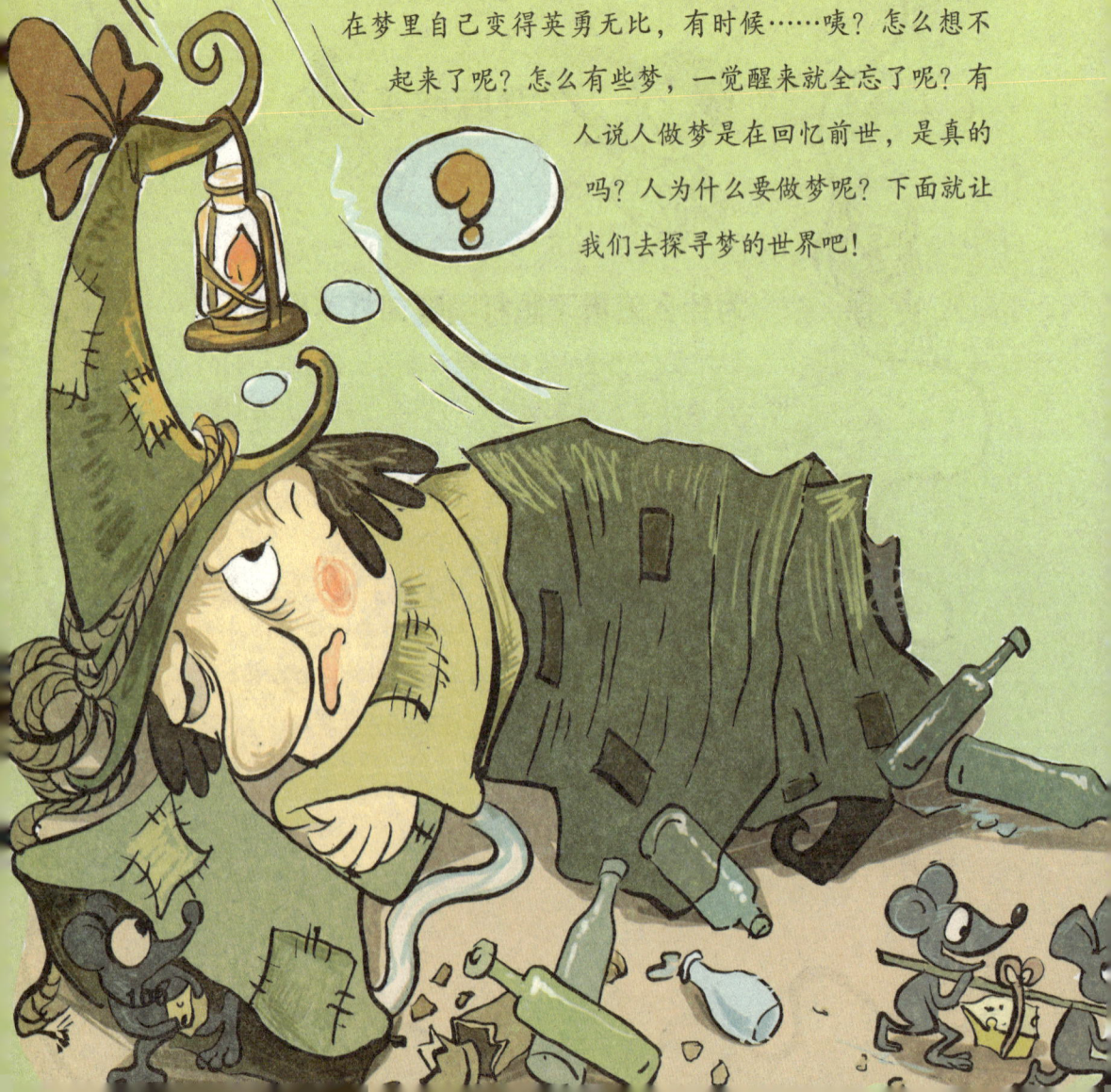

100

人为什么会做梦呢?

小朋友都喜欢看动画片,我们时常会想,如果我有个哆啦A梦该多好,如果我能去和喜羊羊一起打灰太狼那就太棒了!这些想象时常让我们兴奋不已。当小朋友进入梦乡时,哆啦A梦就会带着大雄做时空飞船来找你玩儿,喜羊羊会带你去羊村见村长。

这些梦多么美好啊!它们是怎么形成的呢?

其实,小朋友的身体处于休息状态时,大脑皮层却依然继续工作。白天的兴奋,仍在刺激着大脑皮层,直到小朋友睡着了,它们还会把小朋友所见所想印成画面,呈现在小朋友的梦里。这些话听起来令人感到很神奇!其实梦就是人的一种交叉、重叠与融合的心理活动,比如我们的愿望和想象,在现实中也许根本不能实现,但是在梦里就可以实现。

一般要做多长时间的梦呢?

小朋友的想象是五彩缤纷的,小朋友的梦也一定是五彩缤纷的。所以小朋友格外喜欢自己的梦,总是希望梦能做得长一些,能在梦里去更多有意思的地方玩玩。这样做既可以听妈妈的话早早睡觉,又可以满足自己的愿望。

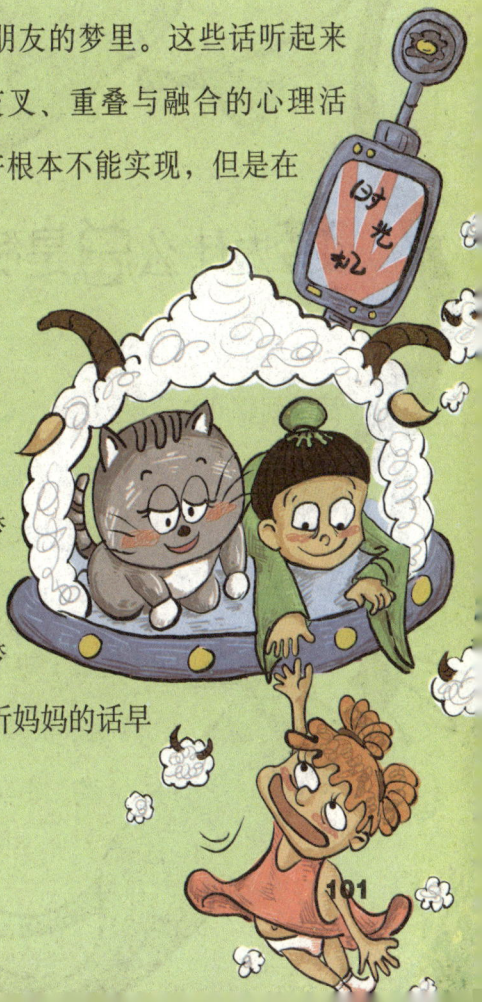

时光机

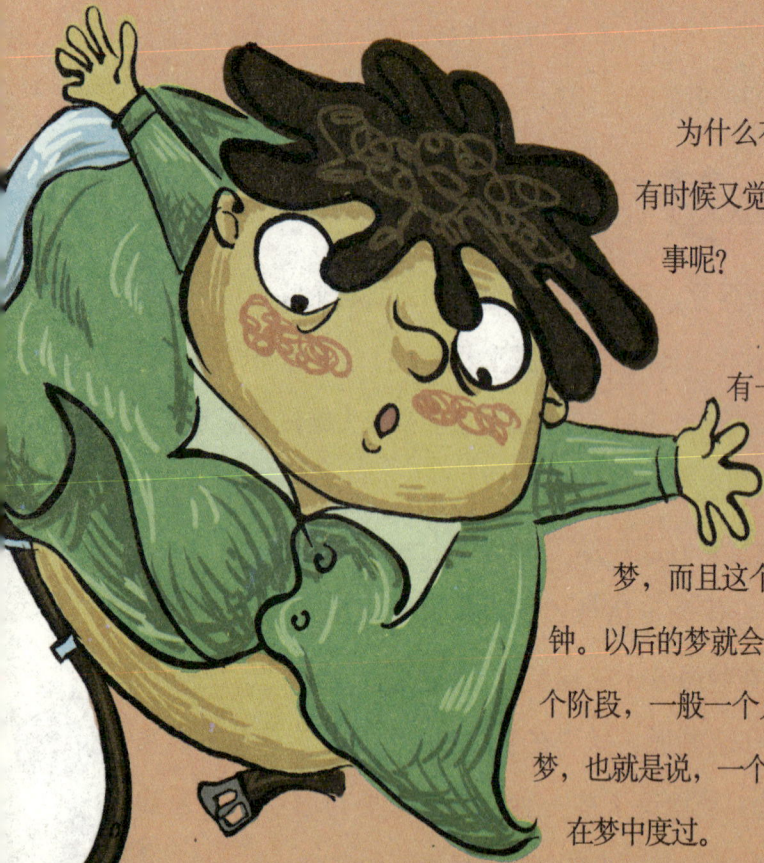

为什么有时候会觉得梦很长，有时候又觉得梦很短，这是怎么回事呢？

事实上，梦境的出现是有一定规律的。人在入睡后的90分钟左右，通常会进入自己的第一个梦，而且这个梦一般会持续5至15分钟。以后的梦就会循环出现第一个梦的各个阶段，一般一个人一个晚上要做4至6个梦，也就是说，一个晚上要有1至2个小时都在梦中度过。

梦为什么总是很快被遗忘呢？

虽然小朋友们做了很多有意思的梦，但醒来却不记得了，我们的梦都跑到哪儿去了呢？

对此，有专家认为，当有数个梦交织在一起时，梦与梦之间就会相互干扰，新梦干扰旧梦，最终只剩下最后一个。

另一种解释是说，梦都是在很短的时间内完成的，因此属于短期记忆，没有被长期记忆系统接收，这样自然就很快被遗忘了。这样的解释似乎较前者更为合理一些。小朋友的梦不见了，也是一种正常的现象。

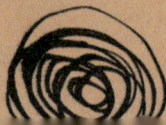

做梦有好处吗?

梦是大脑的生理现象之一，同时也是脑发育的需要。研究发现，一个正常的孩子做梦的次数，要比痴呆儿童做梦的次数多很多。因此，大脑的正常发育离不开做梦。做梦能够开发小朋友的想象空间，让小朋友找到更多的乐趣。另外，做梦可以促进小朋友大脑的发育。

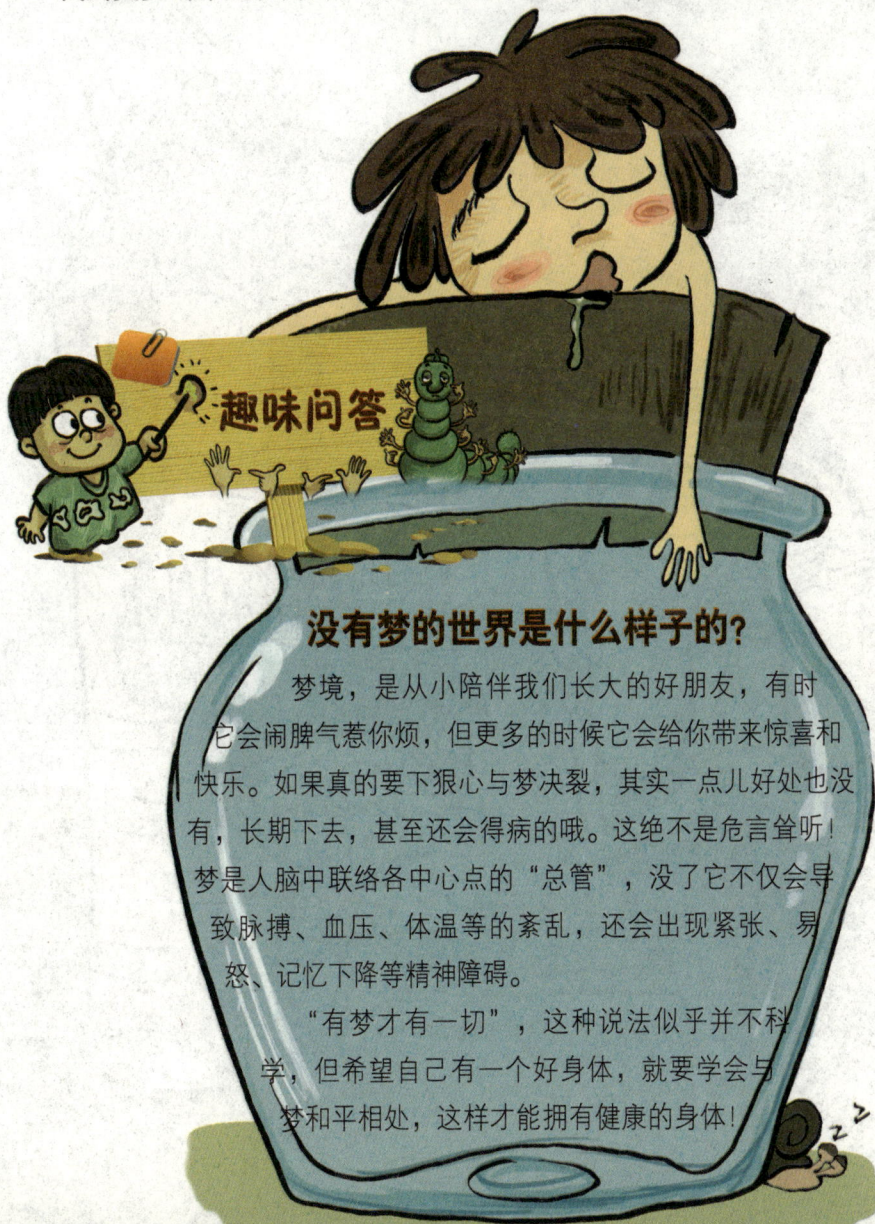

趣味问答

没有梦的世界是什么样子的?

梦境，是从小陪伴我们长大的好朋友，有时它会闹脾气惹你烦，但更多的时候它会给你带来惊喜和快乐。如果真的要下狠心与梦决裂，其实一点儿好处也没有，长期下去，甚至还会得病的哦。这绝不是危言耸听！梦是人脑中联络各中心点的"总管"，没了它不仅会导致脉搏、血压、体温等的紊乱，还会出现紧张、易怒、记忆下降等精神障碍。

"有梦才有一切"，这种说法似乎并不科学，但希望自己有一个好身体，就要学会与梦和平相处，这样才能拥有健康的身体！

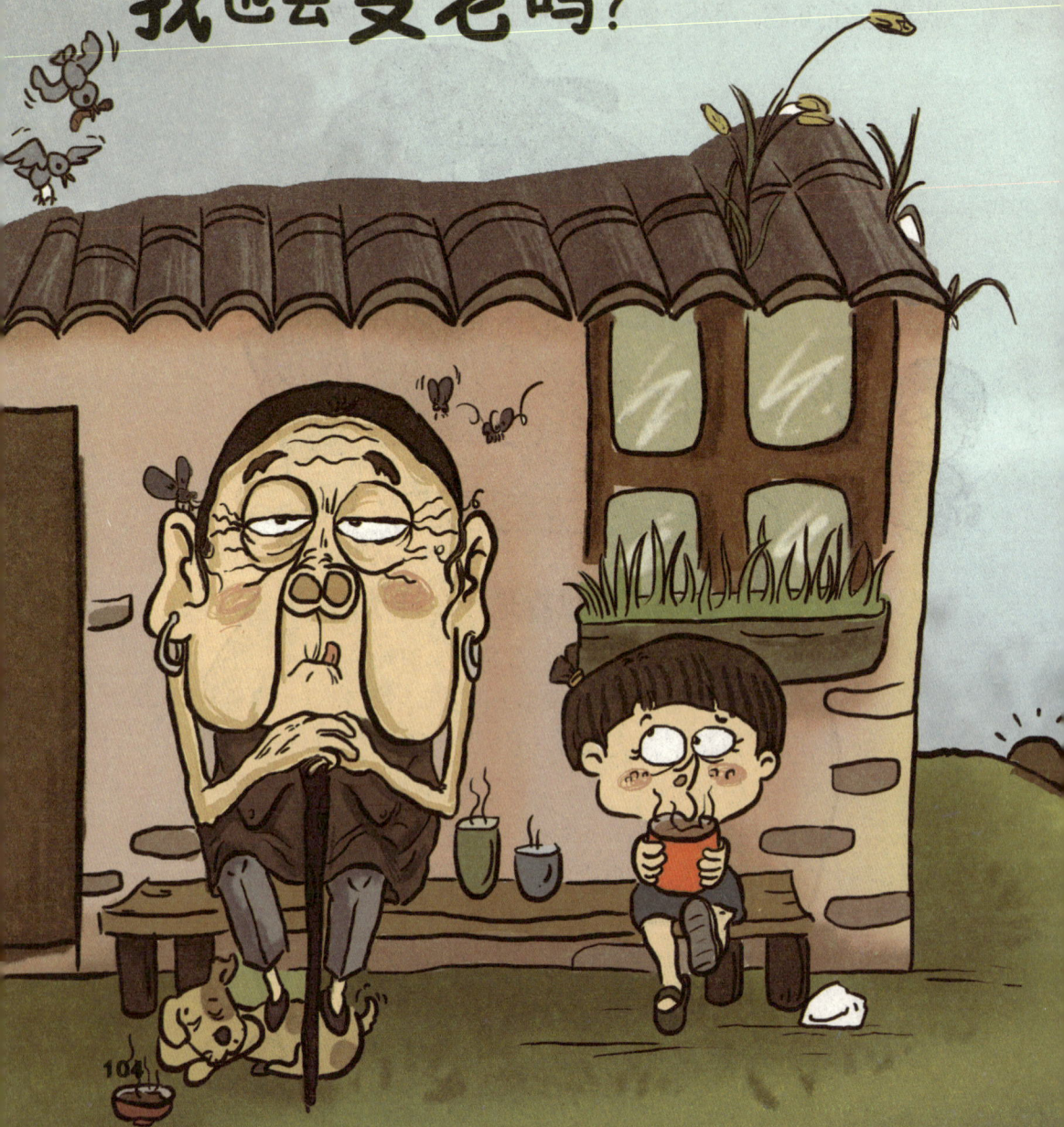

奶奶脸上那么多皱纹，我也会变老吗？

一直以为人的脸都一样，结果发现奶奶一笑，脸上就会有一条条的小沟，人家说这叫"皱纹"，而且还说皱纹是变老的信号，对哦，奶奶已经老了呀！难道人人都会长皱纹变老吗？皱纹一点儿也不好看，有没有办法不长皱纹呢？为什么老了就会长皱纹呢？让我们一起努力避免出现皱纹，永远年轻吧！

长皱纹就是变老吗？

每当看到爬在奶奶脸上深浅不一的小道道，都想为奶奶打一场"美丽保卫战"。皱纹好难看！变老后一定要长皱纹吗？

可是，我怎么能向皱纹低头呢？于是，就把抗皱食品、面膜、抗皱霜一样不少地给奶奶准备齐，每日坚持，可是为什么那一条条讨厌的小纹依然还在呢？

所谓解铃还须系铃人，要想让皱纹停止生长，只有找到长皱纹的真正原因才有可能制止它，而一味地和皱纹表面较劲，只能让真正的罪魁祸首偷笑呀！

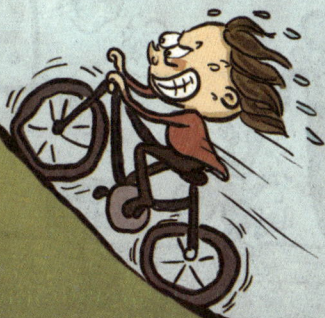

人老后一定要长皱纹吗?

皱纹是爬在脸上并不美观的"装饰物",支撑它们的就是内部的骨骼。

一般来讲,女人从30岁开始骨质就会悄悄流失,如果同时还患有骨质疏松,就像给骨质流失开了个运动会,让它跑得更快。

一旦骨质大量溜走后,面部轮廓的骨骼结构就会发生变化,脸部骨骼就会渐渐溶解、收缩,皮肤也会松弛、老化,这样就给了皱纹可乘之机,于是它们就开始在面部扩大领地了。

但是,如果平时多注意,只要不给骨质溜走的机会,皱纹也就无机可乘了。

怎么能让皱纹消失?

小朋友可以观察一下自己的面部,是不是又平整,又光

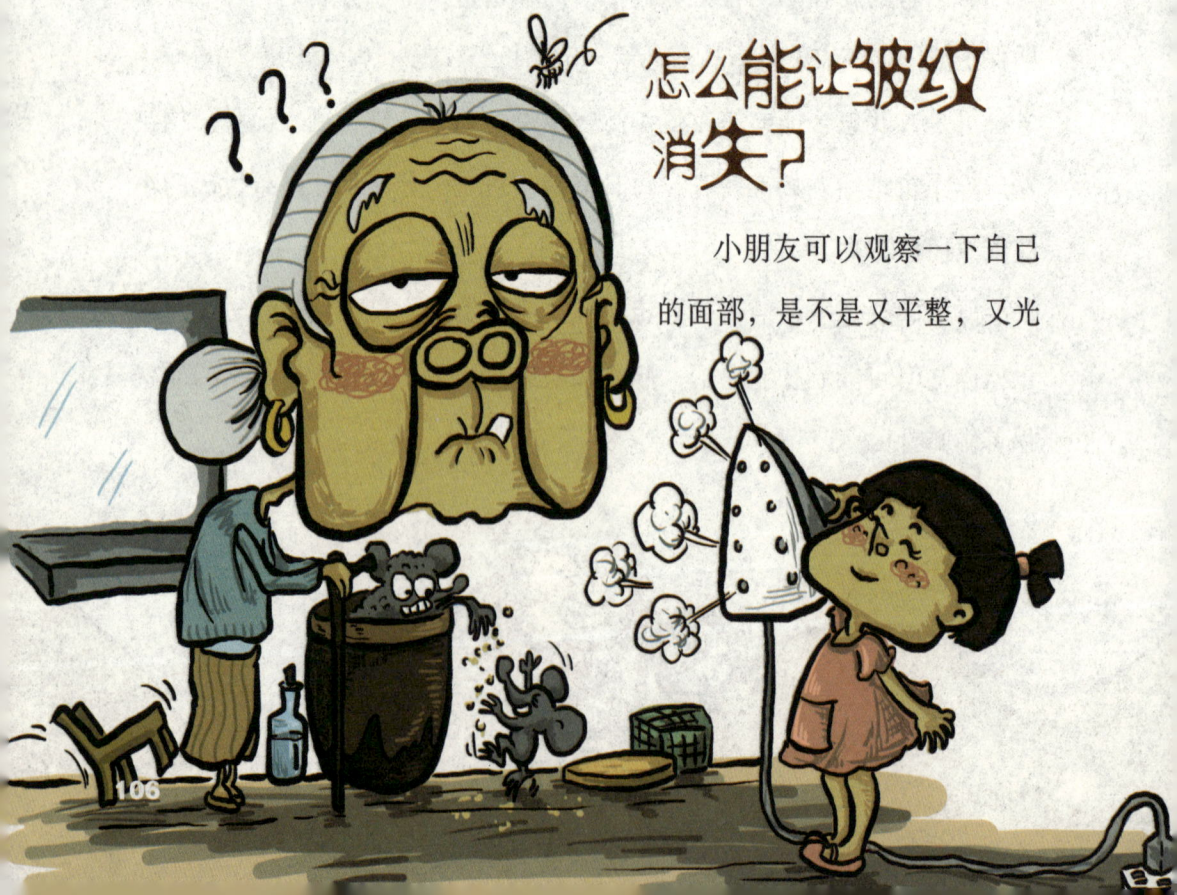

滑呢？这是因为小朋友的面部含有大量的水分。就像一盆花，给它浇足水它就会保持美丽，不给它浇水则会枯萎。

另外，脂肪的减少会让面部皮肤的弹性下降，这也是形成皱纹的原因之一。通过饮食结构的调整，皮肤上的皱纹还是可以得到改善的。

饮料是皱纹的营养品？

小朋友都喜欢吃甜食，对于饮料更是爱不释手，但是你知道吗，皱纹也爱喝饮料啊！

有资料证明：总喝碳酸类饮料的人群，骨折率比不喝的人高出很多倍。咖啡也同样，每天喝掉300毫克咖啡就等于抽走了300毫克的骨质。

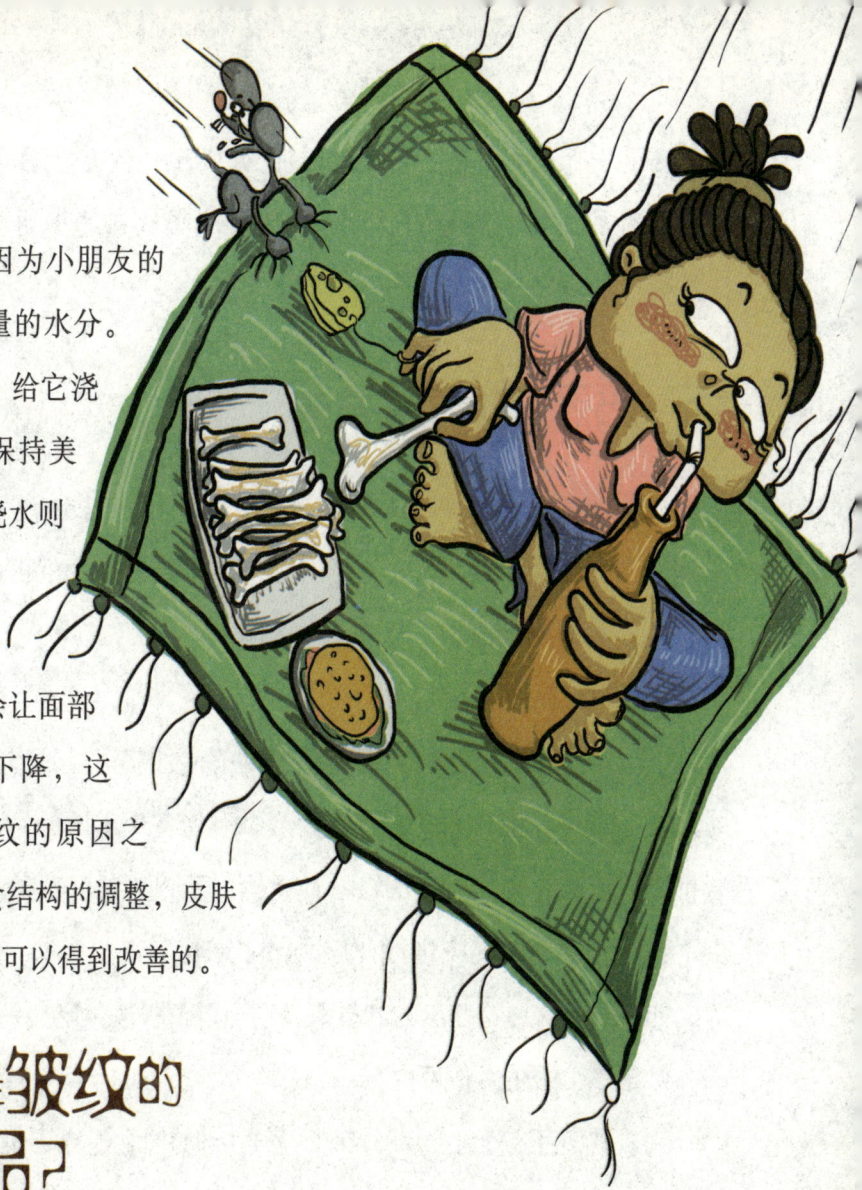

这是为什么呢？据一项最新的研究发现，汽水、可乐、咖啡等饮料中含有加速骨质流失的成分。所以喜欢喝饮料的小朋友一定要引起注意啊！

抗战皱纹的好方法！

说了这么多，小朋友大致也了解了，其实要想远离皱纹，就要从"骨子里"永葆青春，只要有好的方法，只要坚持，就可以做个远离皱纹的人。下面就接招吧！

妙招一：补钙很重要。

小朋友们知道吗？其实人在35岁以前，骨骼都处于增长的时期，因此只要在35岁以前，尤其是青春期给骨质储备越丰厚的钙，越能有效地抵抗骨质流失，因为骨质的核心就是钙。所以，与其频繁使用美容品，倒不如吃含钙高的美味进行食疗，比如绿叶蔬菜、豆类、鱼虾、动物骨等，如果不能保证这些美味的摄取，还可以请教医生吃些钙片来补充。

妙招二：维生素不可少。

钙质其实还有个小助手，那就是维生素D，它能够促进钙的吸收，像动物肝、肾、蛋黄和黄绿色蔬菜等，都含有丰富的维生素D。另外维生素B能够阻止骨质流失，可以从肉类、贝类、牛奶、奶酪等动物类及蛋类中摄取到。

妙招三：不要小看洋葱。

经研究，每天食用400克的洋葱，就等于给你的骨质筑起了一面坚固的墙。

妙招四：绿茶很健康。

经英国学者研究，喝绿茶的女性比不喝绿茶的女性骨质密度要高，因为绿茶中含有类黄酮的成分，它可以减少女性的骨质流失。

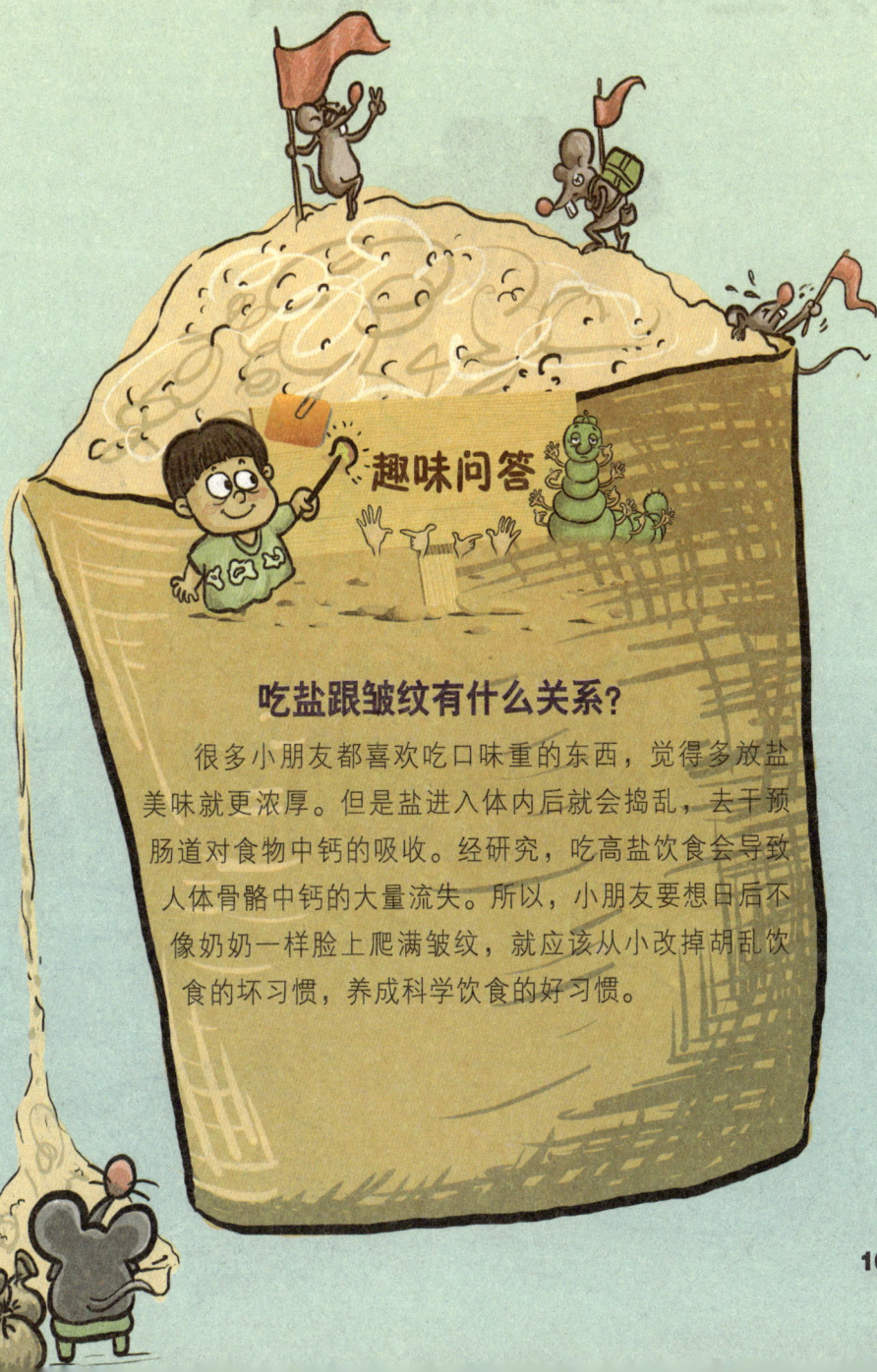

趣味问答

吃盐跟皱纹有什么关系？

很多小朋友都喜欢吃口味重的东西，觉得多放盐美味就更浓厚。但是盐进入体内后就会捣乱，去干预肠道对食物中钙的吸收。经研究，吃高盐饮食会导致人体骨骼中钙的大量流失。所以，小朋友要想日后不像奶奶一样脸上爬满皱纹，就应该从小改掉胡乱饮食的坏习惯，养成科学饮食的好习惯。

搓呀搓，
身上那么多黑虫虫

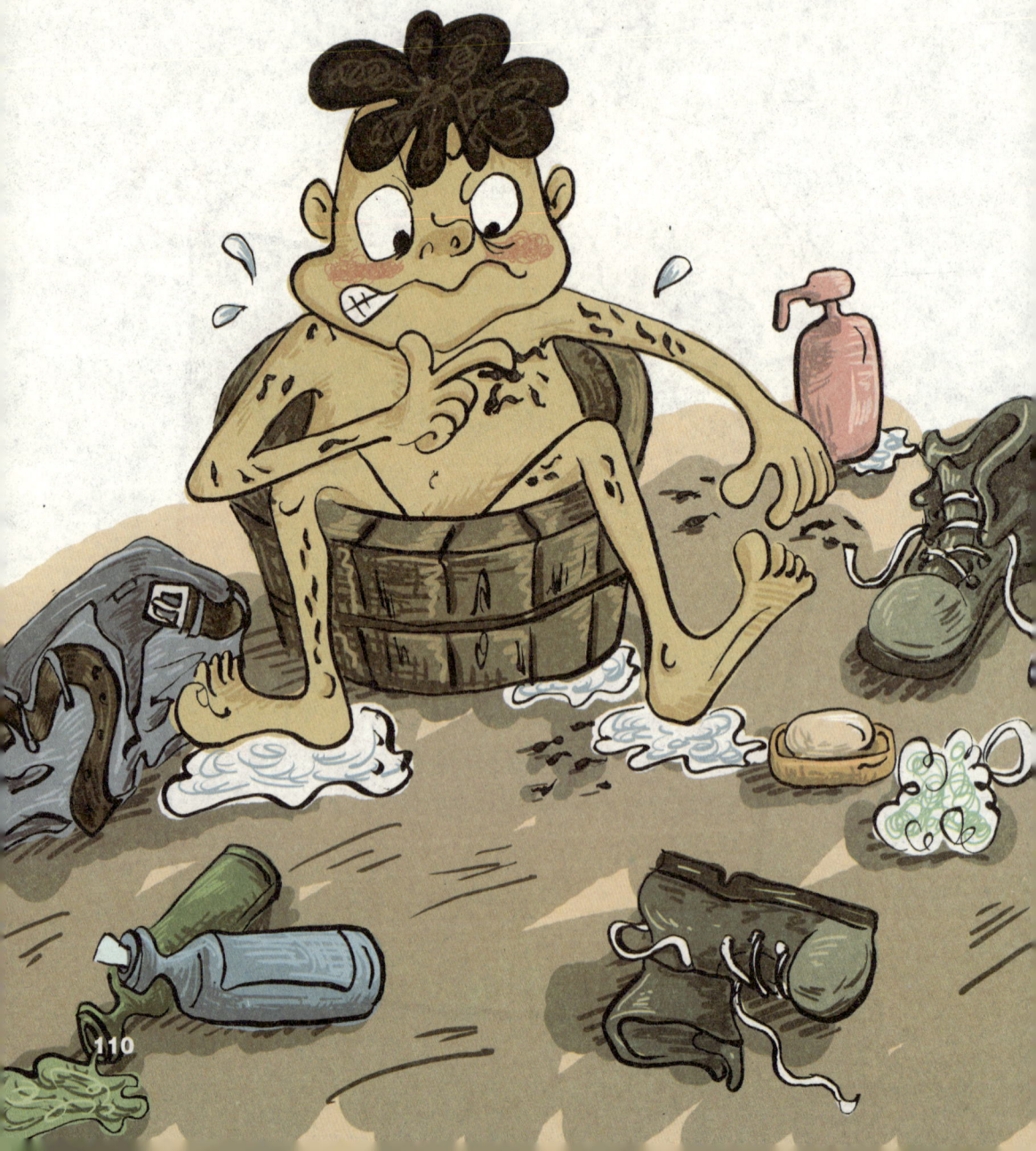

小朋友洗澡时，妈妈总会拿着大毛巾和搓泥宝，在你的背上搓呀搓，然后就会掉下一条条长得像虫虫一样的黑东西。它们是背上长的小虫虫吗？当然不是。

人们说那是"泥"。济公不是常常从身上搓下个小黑球来救人吗？为什么身上会长"泥"，而且每次搓都会有呀？下面我们就去看看这些"泥虫虫"的真面目吧！

好多的泥虫虫啊！

"我爱洗澡皮肤好好，哦哦哦……"咦？为什么每次洗澡都会搓出这么多"泥虫虫"呢？它们是怎么长在我身上的呀？

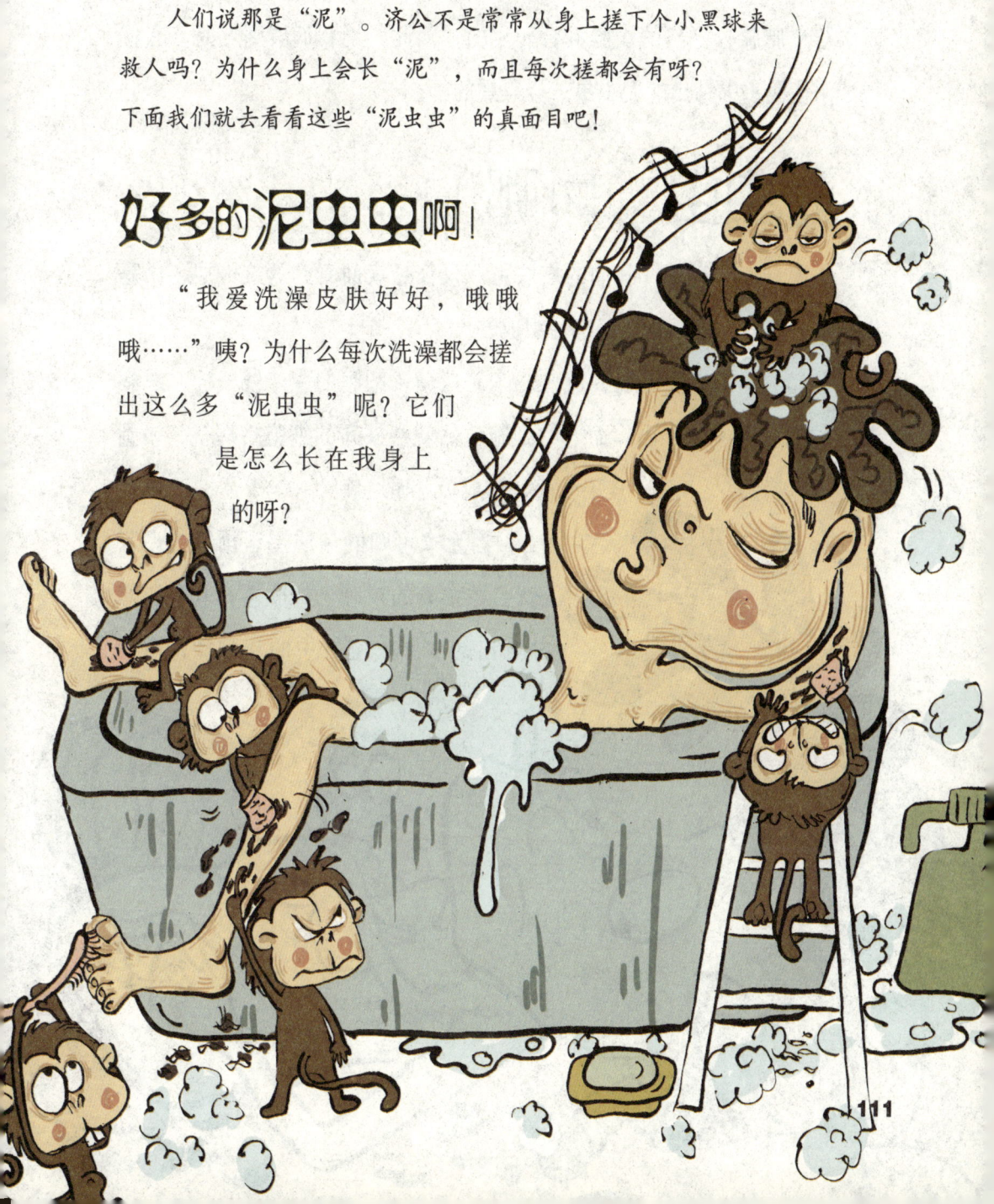

其实啊，它们只是样子像小虫子一样的黑黑的东西。那么，它们是什么呢？

原来，它们是我们在外面玩时空气中的灰尘、身上的汗水，还有角质层与皮脂腺分泌出的皮脂混合而成的。因此，当我们看到它时，它就像个刚从泥水中钻出的泥虫虫一样黑黑的了。

"泥虫虫" 住在哪儿？

小朋友们知道吗？我们的皮肤可不仅仅是表面看到的这一层，而是由表皮、真皮、皮下脂肪三部分组成的。

我们看到的表皮下面，就像一个制造角质细胞的生产线一样，总有新生的细胞不停地产出，而老的细胞自然就会被新的细胞挤啊挤，挤到皮层外面，形成了角质层。

当无家可归的角质层渐渐死去后，就会像枯萎的树叶一样脱落，和皮脂腺分泌出的皮脂、空气中的灰尘和汗水相

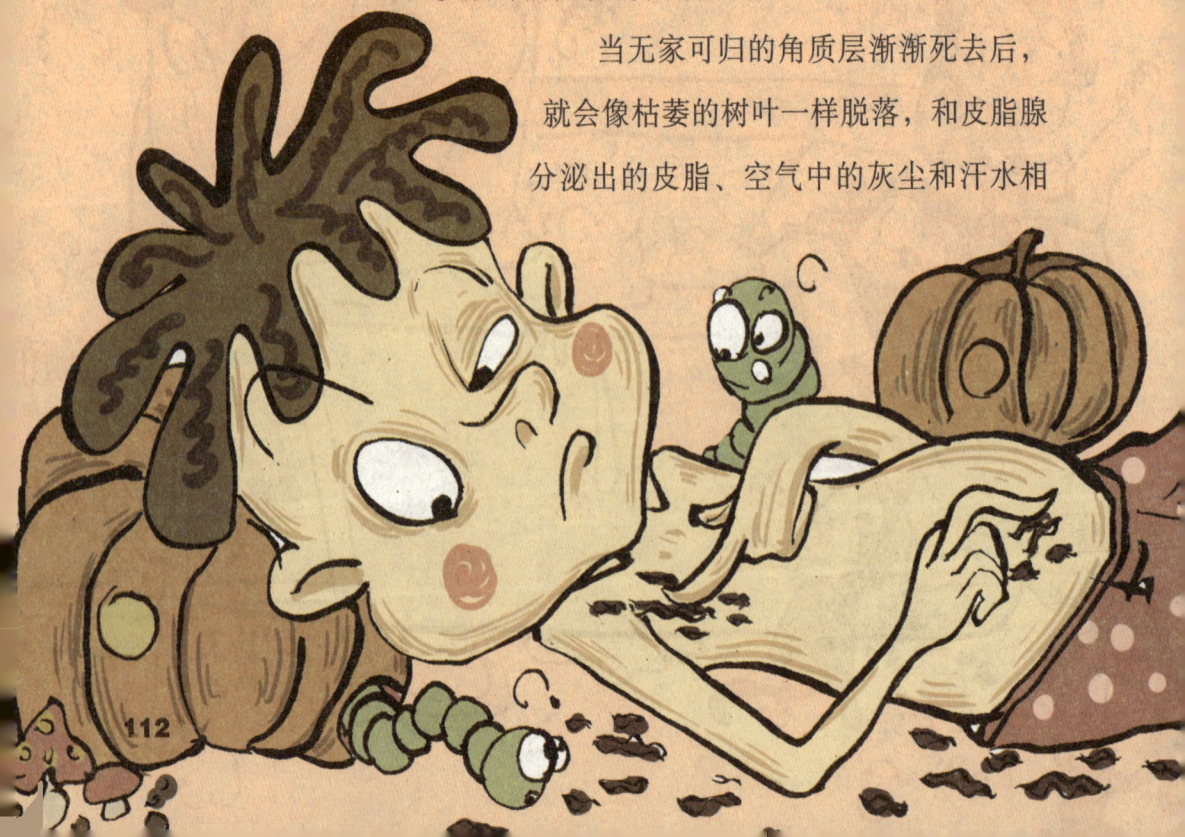

融，最终就变成了被小朋友搓出来的黑黑的"泥虫虫"了。

现在小朋友知道了吧，"泥虫虫"其实是我们身体上较顽固的污垢，在有水的条件下很容易除掉的哦。

"泥虫虫"怎么变白了?

我们都喜欢干净的宝宝，于是我们就勤洗澡，搓啊搓，要把黑虫虫都清理干净！可是好奇怪啊，黑黑的"泥虫虫"怎么变成白色的了?

小朋友们赶快停手，因为这些白虫虫可是对我们很重要的皮脂膜啊！

原来，在表皮角质细胞的下面，还住着一层半透明的皮脂膜，它们可以把细菌挡在体外，还能够为真皮锁住水分，这些都是让我们皮肤又嫩又滑的保障。

但是皮脂膜体质较弱，过勤的洗澡会伤到它们的。一旦它们生病后，保卫皮肤健康的岗位就没人坚守了，那样细菌就会乘虚而入，皮肤就会患上皮炎、皮肤干燥症、瘙痒症等皮肤疾病！

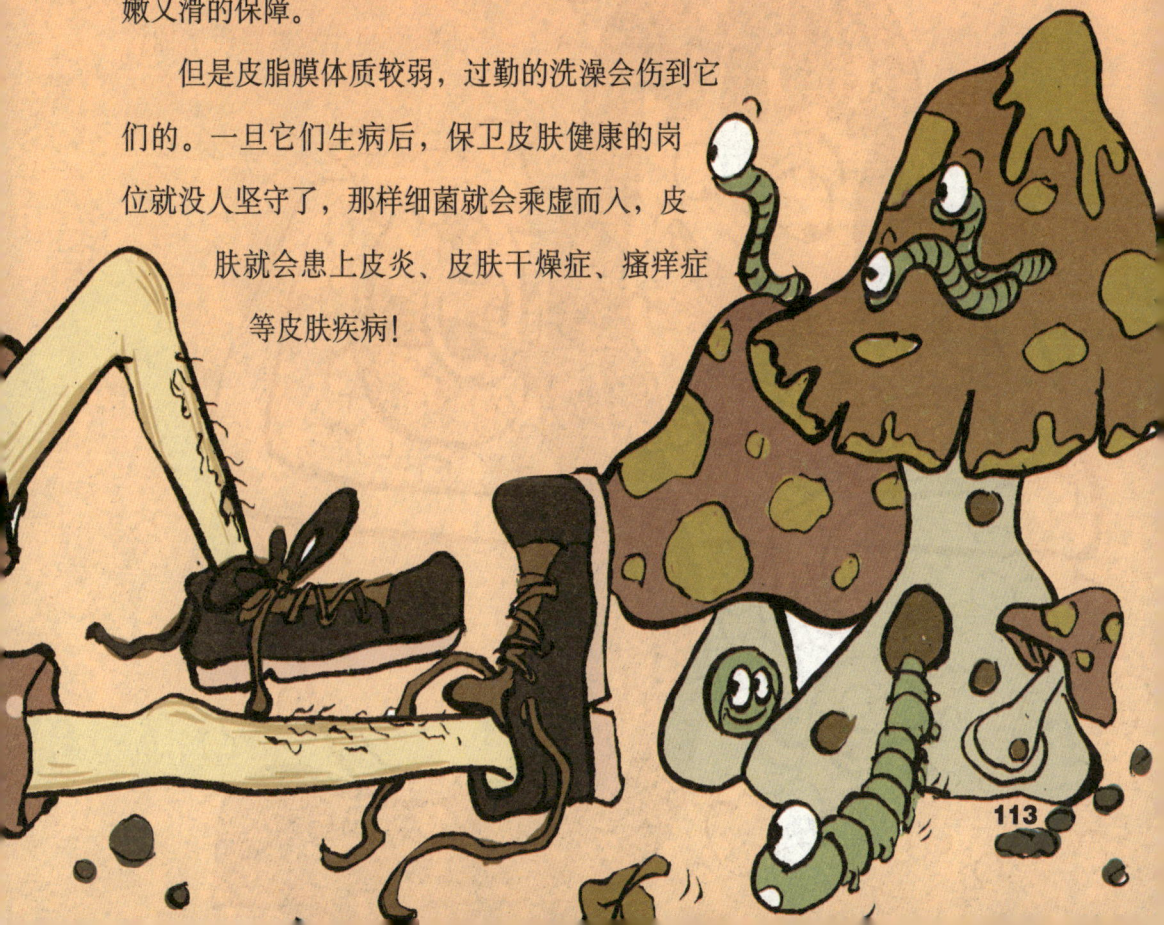

怎样洗个健康澡？

小朋友，糖吃多了会长"虫牙"，肉吃多了会长胖，所以什么食物都不能贪多，否则对我们都会有害的。洗澡也是如此，我们要制订一个健康的洗澡计划哦。

小朋友的皮肤比较嫩薄，夏天每隔两三天洗一次澡，冬天一周左右洗一次澡就可以了。不过，喜欢运动的小朋友，因运动量较大，会促使新陈代谢加快，角质细胞和汗水也同样增加，

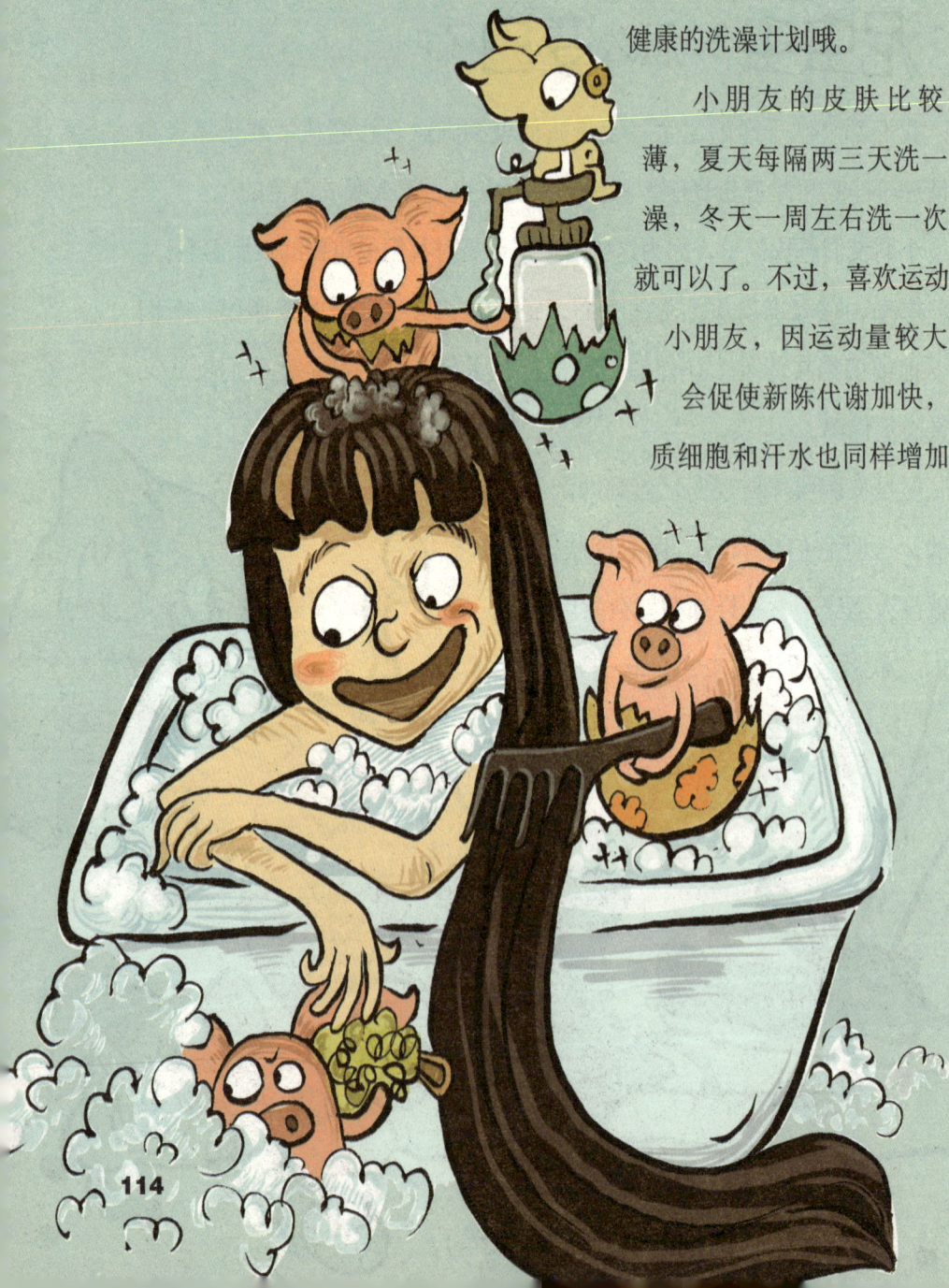

那就需要我们适当地缩减洗澡时间，增加洗澡次数了。

小朋友在洗澡的时候，搓洗一定要轻。

洗澡水的温度也很重要，只要比皮肤略高即可，一般以32℃为宜，这样也能有效地去除身体的污垢。如果水温超过了40℃，过分地加强去污力，就会损坏皮脂膜！所以洗澡时一定要控制好水的温度。

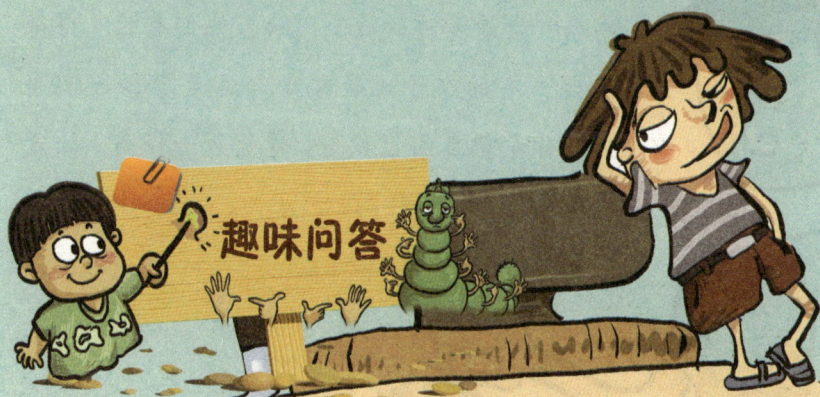

趣味问答

什么时候不宜洗澡？

一是运动后不宜立即洗澡。运动会使小朋友消耗大量的体力，如果立刻洗澡就会对心脏造成伤害，引起脑供血不足，严重时甚至会发生晕厥。

二是发烧时不宜洗澡。体温在38℃时，身体的热量就会加快消耗，本本就虚弱的身体再洗澡就很容易发生意外。

三是饱餐或饥饿时不宜洗澡。饱餐后被热水一泡，表皮的血管就会扩张，这样较多的血液流向体表，就会使腹腔血液供应减少，不利食物消化及吸收；饥饿时洗澡容易造成低血糖，发生虚脱、昏倒等危险。

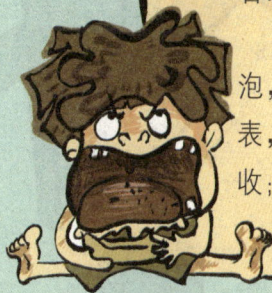

哼，我长大了要像篮球运动员那么高！

　　小朋友，你知道自己为什么能一天天地长高吗？看看身边的叔叔阿姨，他们有的长得很高大，有的个子比较矮小。这是怎么一回事呢？你希望自己长多高？像爸爸一样高，还是像篮球运动员那样高？

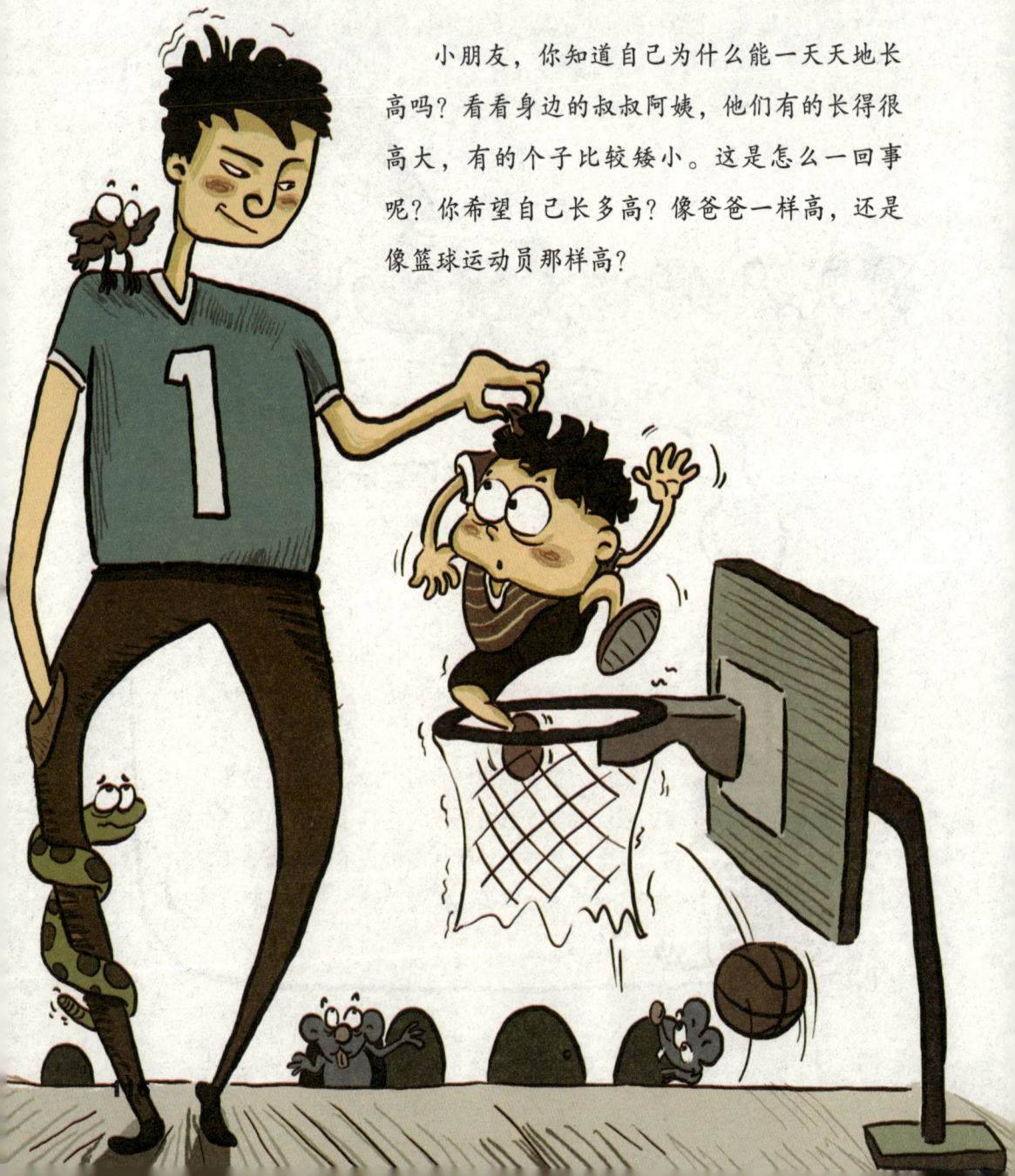

生长激素的分泌很重要哦!

人个子的高矮与生长激素密切相关。看"生长激素"的名字就知道这是一种促进生长的激素。有了它,小朋友就可以由小变大、由矮长高。

我们都知道,人长高主要是骨骼被"拉长",能将骨骼"拉长"的荷尔蒙,就是生长激素,医学上称为"线性生长"。

此外,生长激素还直接参与人体内蛋白质、糖、脂肪等三大产能营养素的代谢,对核酸和蛋白质的合成大有帮助。

对每个小朋友来说,蛋白质都很重要,离开蛋白质就无法长高。而且,蛋白质还关系到机体各种代谢的正常与否。一旦生长激素分泌减少,我们就可能比年龄一样大的小朋友矮一截。所以说,要想长得高高的,我们就离不开足够的生长激素。

告诉你一个小秘密,生长激素的分泌其实是不平衡的,并不是一天24小时一成不变。在三个时间段,生长激素的分泌最为旺盛,它们分别是睡眠的时候、运动的时候及心情愉悦的时候。

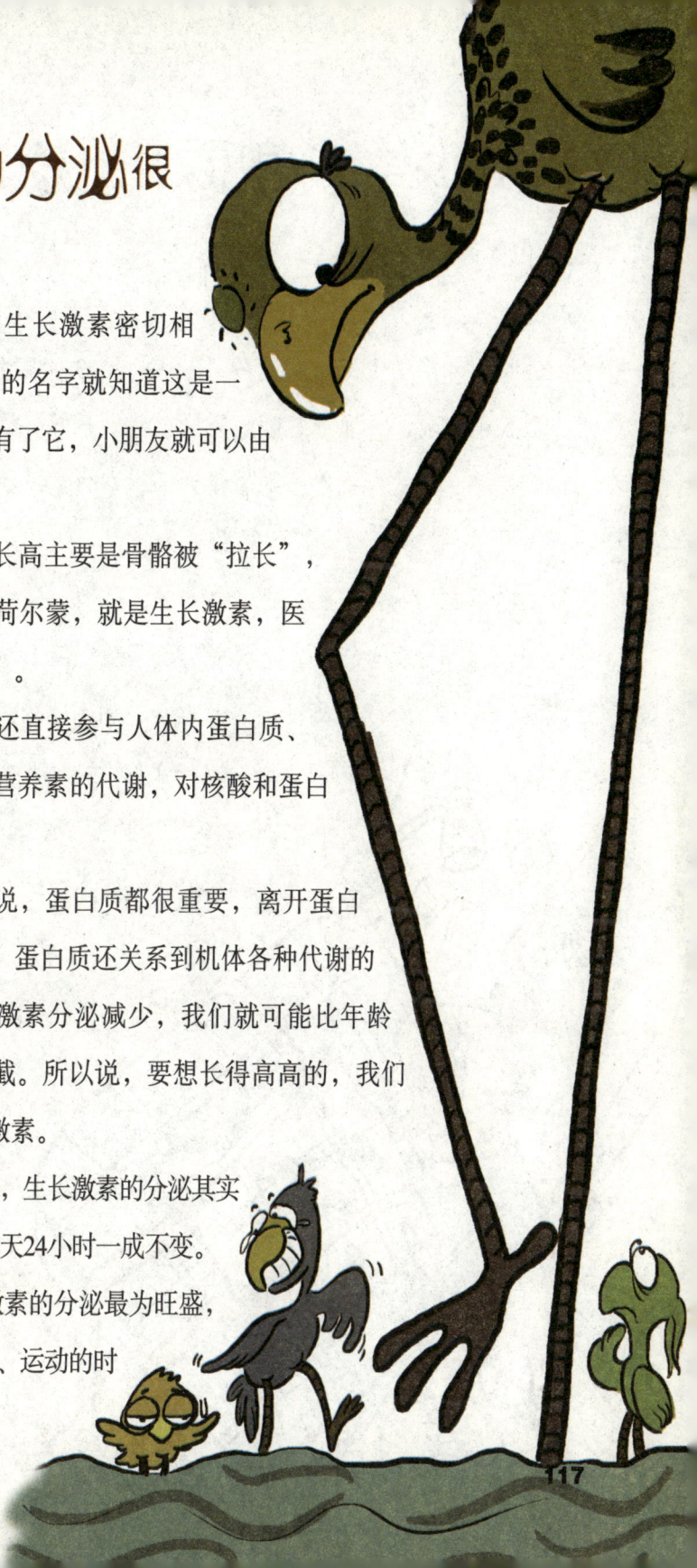

如何加快生长激素的分泌速度?

常听别人说"人在睡觉中长大",这是很正确的。医学研究发现,80%的生长激素都在睡眠的时候分泌,尤其是处于快速生长期的小朋友,晚上分泌的生长激素最多。生活中我们不难发现,睡得好的小朋友多数长得比较快,而那些睡眠质量很差、不好好吃饭的小朋友,就长得比较瘦小。因此,如果睡眠总受到干扰,睡觉不踏实,生长激素就分泌得少,身高的增长也会受到限制。

由于人体的生长激素呈脉冲式分泌,所以适量的运动可以促进生长激素的分泌。一般来说,运动之后半小时生长激素会出现分泌最高峰。研究表明,和不运动的小朋友相比,运动的小朋友至少高出2至3厘米。像慢跑、跳绳、跳高、舞蹈、伸展体操、游泳等运动,都可以帮助小朋友长得高高的。

此外,精神状态对生长激素的分泌也有一定影响。当小朋友处于紧张状态的时候,血液中葡萄糖的含量就会随之增多,生长激素的分泌量就会下降。

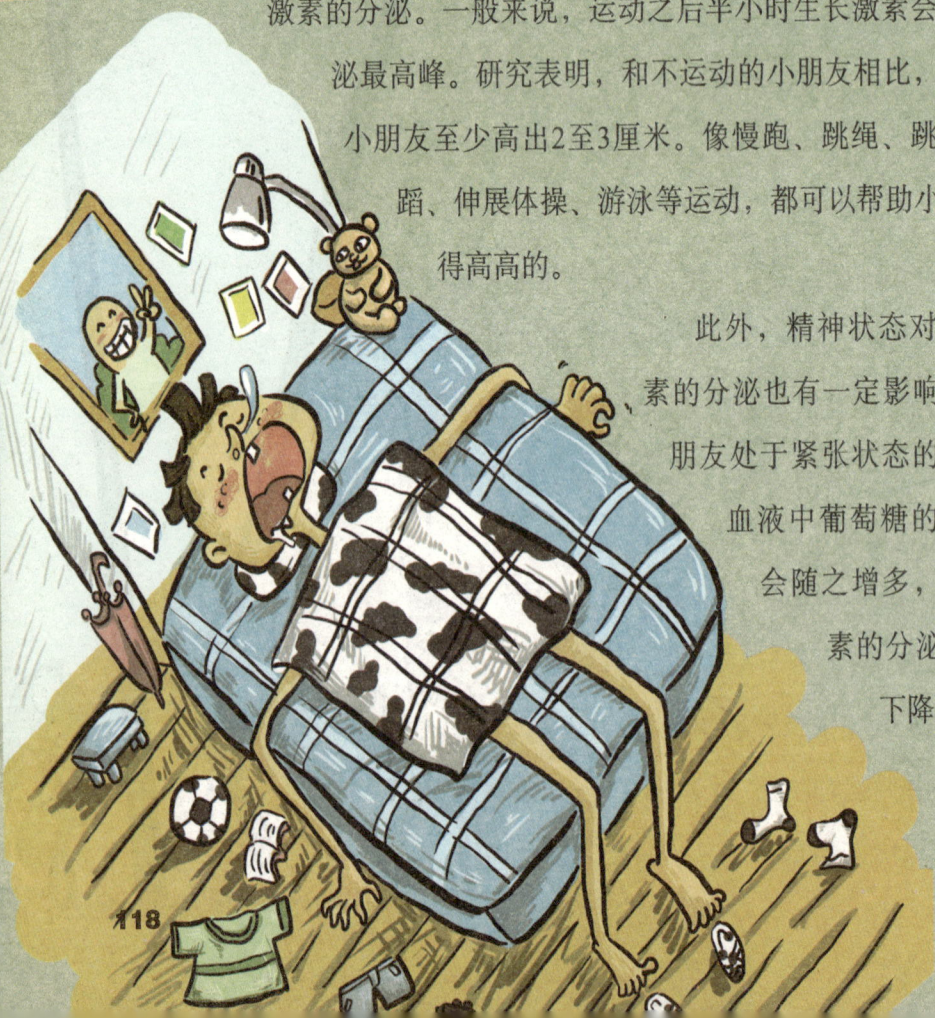

甲状腺激素让你长得快一些

甲状腺激素，是甲状腺分泌的一种荷尔蒙，是促进生长的第二支主力军，能与生长激素媲美。虽然甲状腺激素有很多生理作用，但最主要的功能还是促进人体生长发育。通过加快组织的发育，促进细胞体积增大、数量增多，帮助小朋友快快长大。

甲状腺激素对骨骼与神经系统的发育尤其重要，特别是小朋友出生后的头五个月内，它的影响最大。有些小朋友之所以会患呆小病，就是因为他的甲状腺发育不全，不能分泌足够的甲状腺激素。结果使得脑与骨骼发育落后，逐渐出现智力迟钝（呆）、个子矮小（小）的现象。

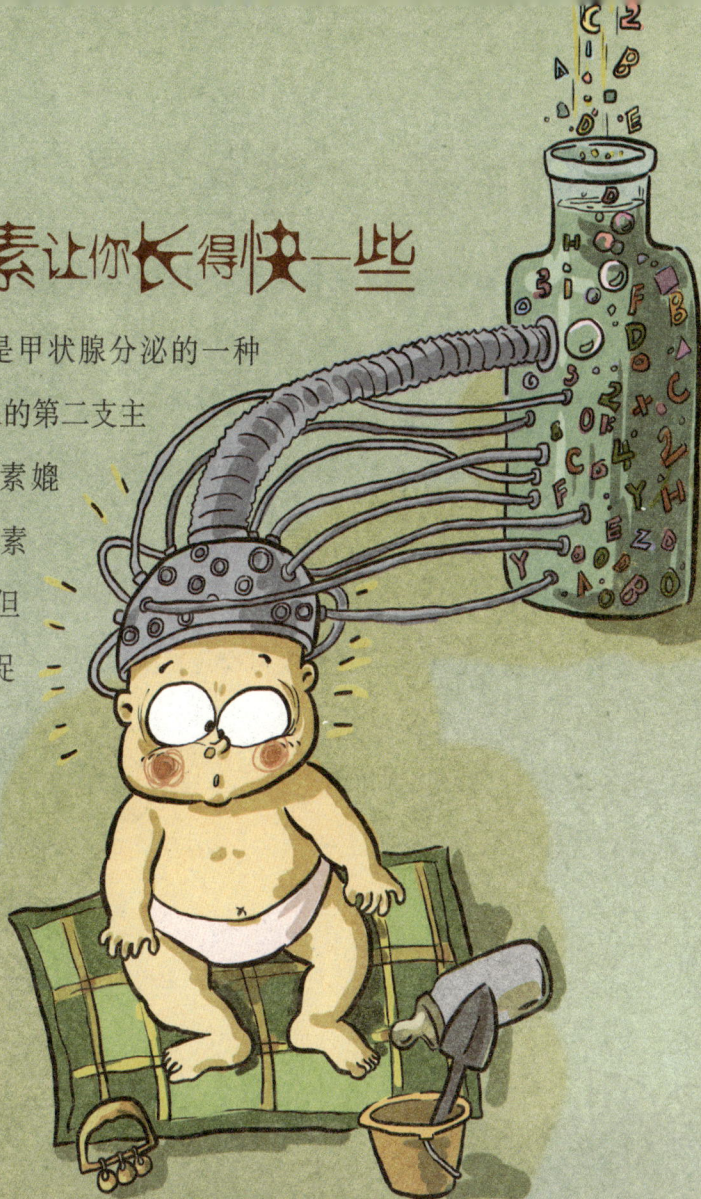

119

人体的第二个生长高峰

在进入青春期前，生长激素与甲状腺激素对生长发育起主导作用。但跨入青春期的门槛后，性激素就开始施展其增高的魔力。青春期是身高增高的关键阶段，因为它是小朋友一生中第二个生长高峰期。

第一个生长高峰期是婴儿期，也就是周岁之内，那时小朋友长得也很快。相关资料显示，在整个青春期，男孩的身高可增长25至28厘米，女孩的身高可增长大约25厘米。虽然，对身高的增长起主要作用的还是生长激素，但性激素同样功不可没。

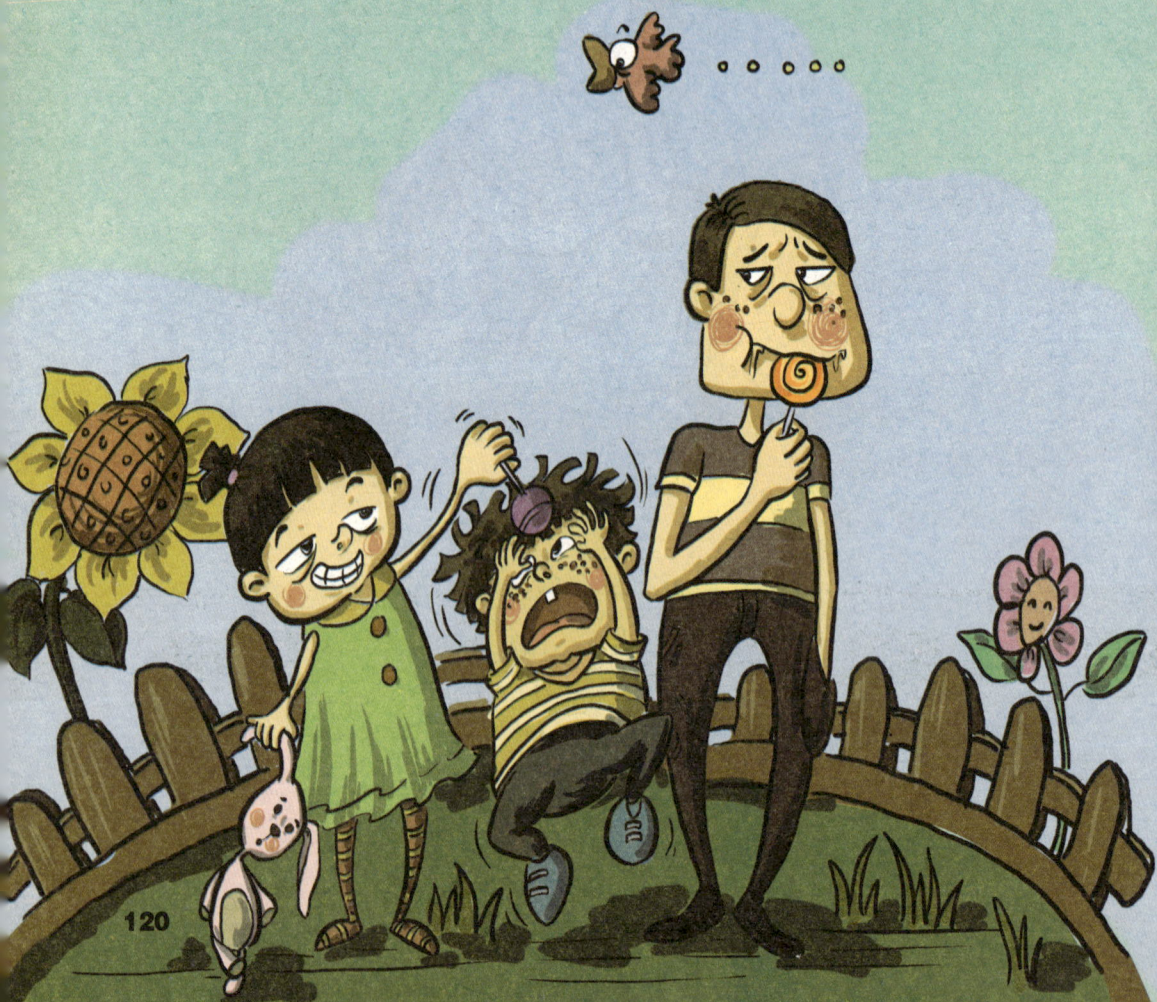

性激素可分为雌激素和雄激素两种。它不仅和生长激素一起帮助大哥哥、大姐姐长高，还能分别促进男女性器官以及性别特征的发育，从而让女孩更淑女，男孩更挺拔。

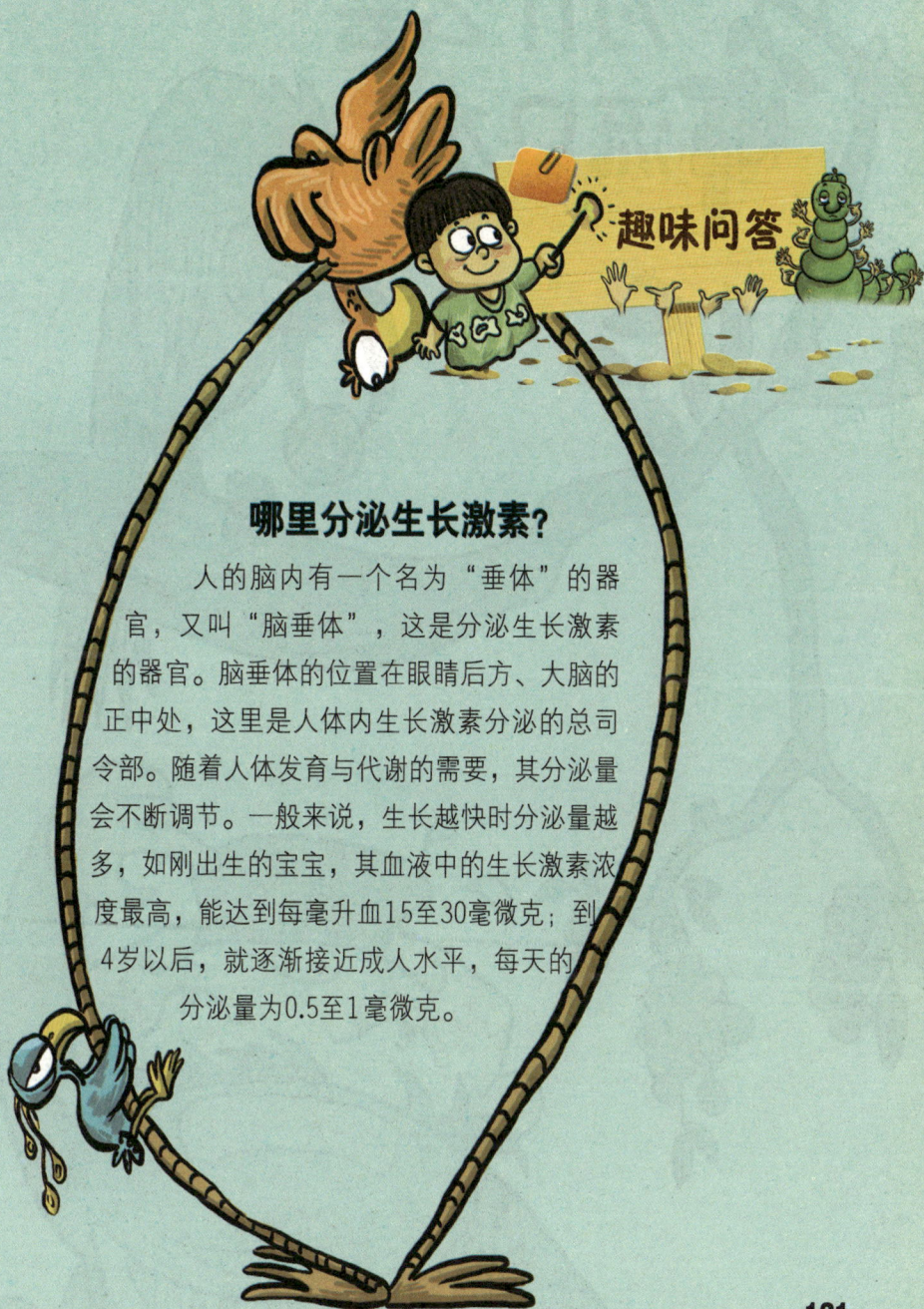

趣味问答

哪里分泌生长激素？

人的脑内有一个名为"垂体"的器官，又叫"脑垂体"，这是分泌生长激素的器官。脑垂体的位置在眼睛后方、大脑的正中处，这里是人体内生长激素分泌的总司令部。随着人体发育与代谢的需要，其分泌量会不断调节。一般来说，生长越快时分泌量越多，如刚出生的宝宝，其血液中的生长激素浓度最高，能达到每毫升血15至30毫微克；到4岁以后，就逐渐接近成人水平，每天的分泌量为0.5至1毫微克。

听到话梅为什么会流口水？

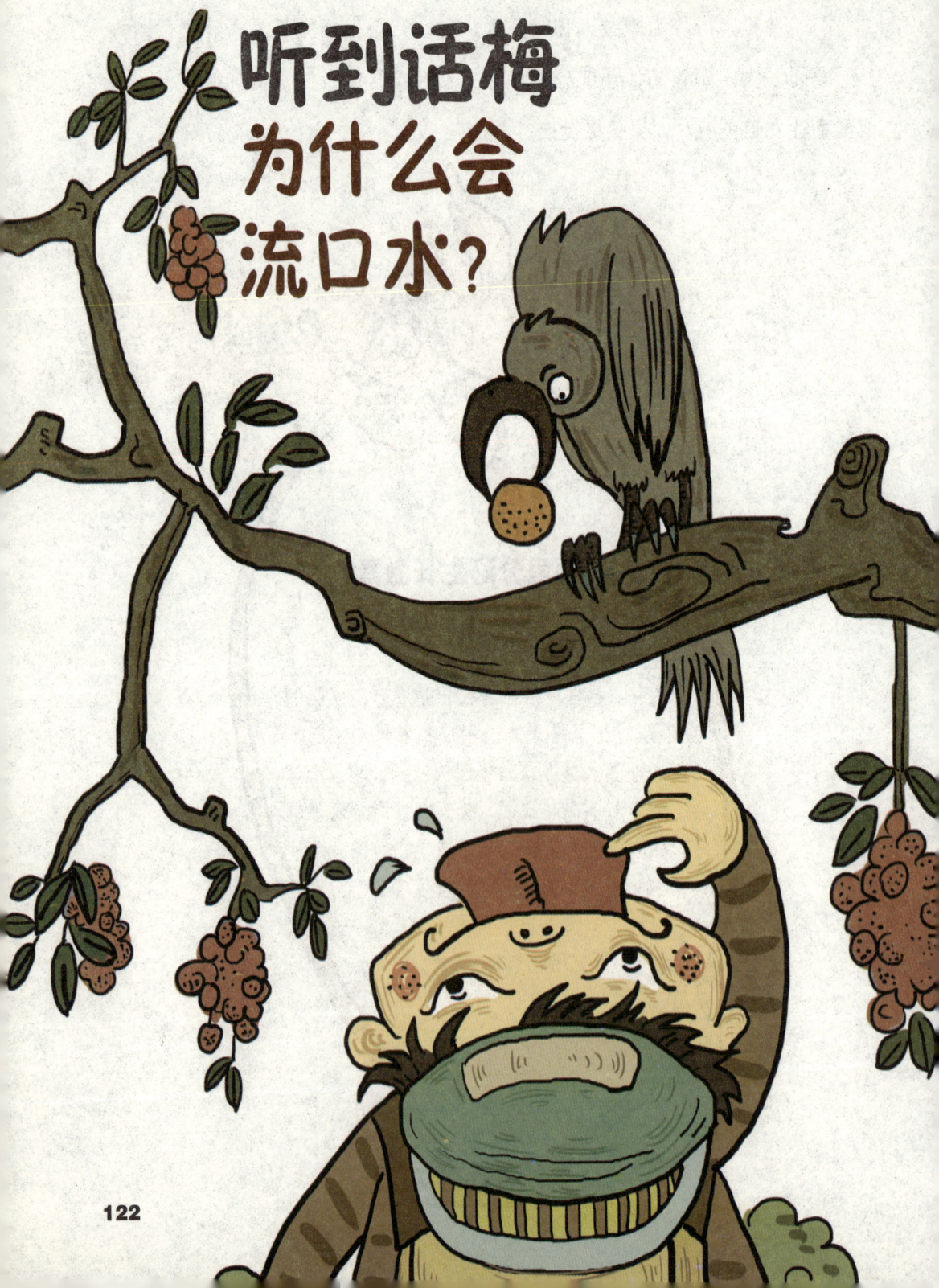

122

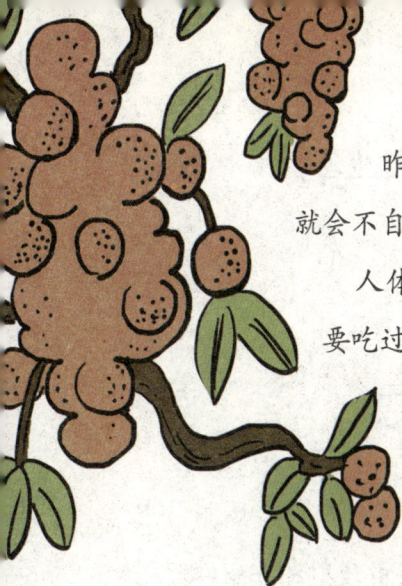

昨天拿一包话梅大吃特吃，今天刚听到话梅两个字，就会不自主地流口水。

人体真是好奇怪啊！其实有人并不喜欢吃话梅，但只要吃过话梅，虽然这次还没有见到话梅，也会有同样的反应？为什么会这样呢？呵呵，闲话少说，让我们去找流口水的原因吧！

"望梅止渴"的故事

小朋友都听过"望梅止渴"的故事吧？在中国的东汉末期，曹操带兵出征。将士们走了很远很远的路，天气炎热，找不到水源，大家口干舌燥的，磨磨蹭蹭都不想再走了。看到行军速度越来越慢，曹操急得不行，一时又找不到足够的水源，如何是好呀？

曹操灵机一动，计上心来，他用马鞭指着前方的山岭，大声说："将士们听着，在不远的前方有一大片青梅林，过去可以吃梅子！"将士们听后，嘴里冒口水，一时也不觉得那么口渴了，及时赶到了目的地。

将士们为什么会觉得不渴了呢？小朋友应该也有类似的经历，比如看到"秀豆"糖时，嘴里也会冒出口水；有时仅仅是想一下，也像吃到嘴里

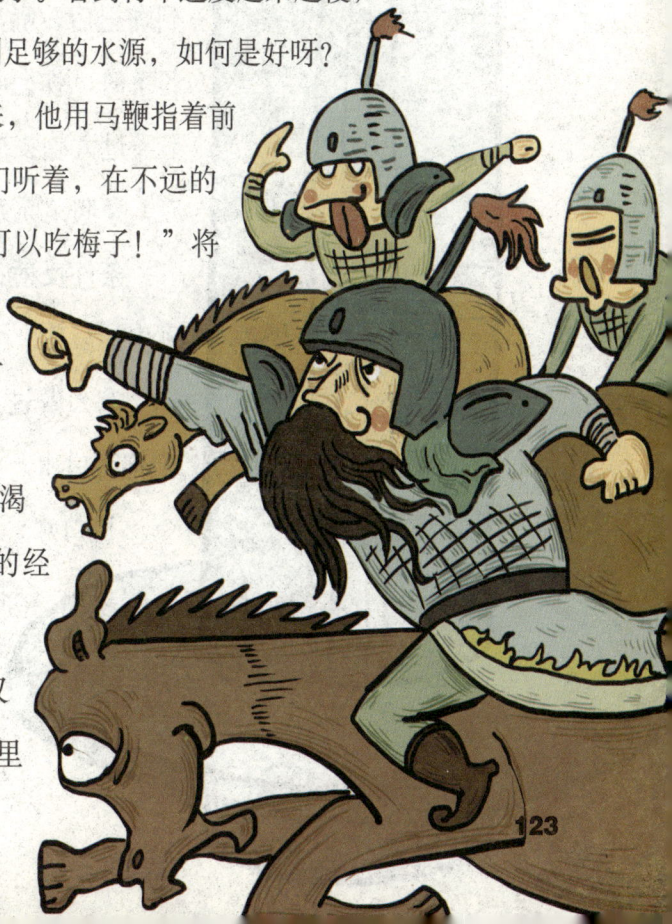

一样，有酸酸的感觉。呵呵，这在生理学上叫"条件反射"。

什么是条件反射?

人和动物都会产生条件反射，按照产生方式的不同，可分为条件反射和非条件反射两种。

非条件反射，是一种与生俱来的反应。刚生下来的宝宝懂得找妈妈吃奶；将吃的送到嘴里后，嘴里会分泌唾液；有人在眼前抬起手时，你会吓得眨眼睛……由于这些反应不经过大脑皮质，所以说它们是生理本能反应，又叫"无条件反射"。

条件反射，是因为身体接收信号刺激而发生的反应。

有人做过一个实验，测试铃声能不能让狗狗流口水。如果偶尔一次响铃，狗狗不会流口水。如果每次响铃后都给狗狗喂食物，如此数次之后，再响起铃声，狗狗就知道一定有好吃的，会不自觉地流口水。听到"青梅"两个字会流口水，属于条件反射，是一种经验性条件反射。假如从来没有吃过青梅，不知道它是什么味道，是不可能流口水的。

第一次去医院打针，很多小朋友都不会害怕，可当针扎上小屁屁时，就会"哇"的一声哭了。以后只要看到针或者进医院，小朋友就会觉得好可怕，这是条件反射所致。

颜色能让人消气吗?

美国一位心理学家做过一个实验，验证了非条件反射的作用。心理学家找了100名脾气暴躁的人来参加，因他们容易发怒，心理学家便

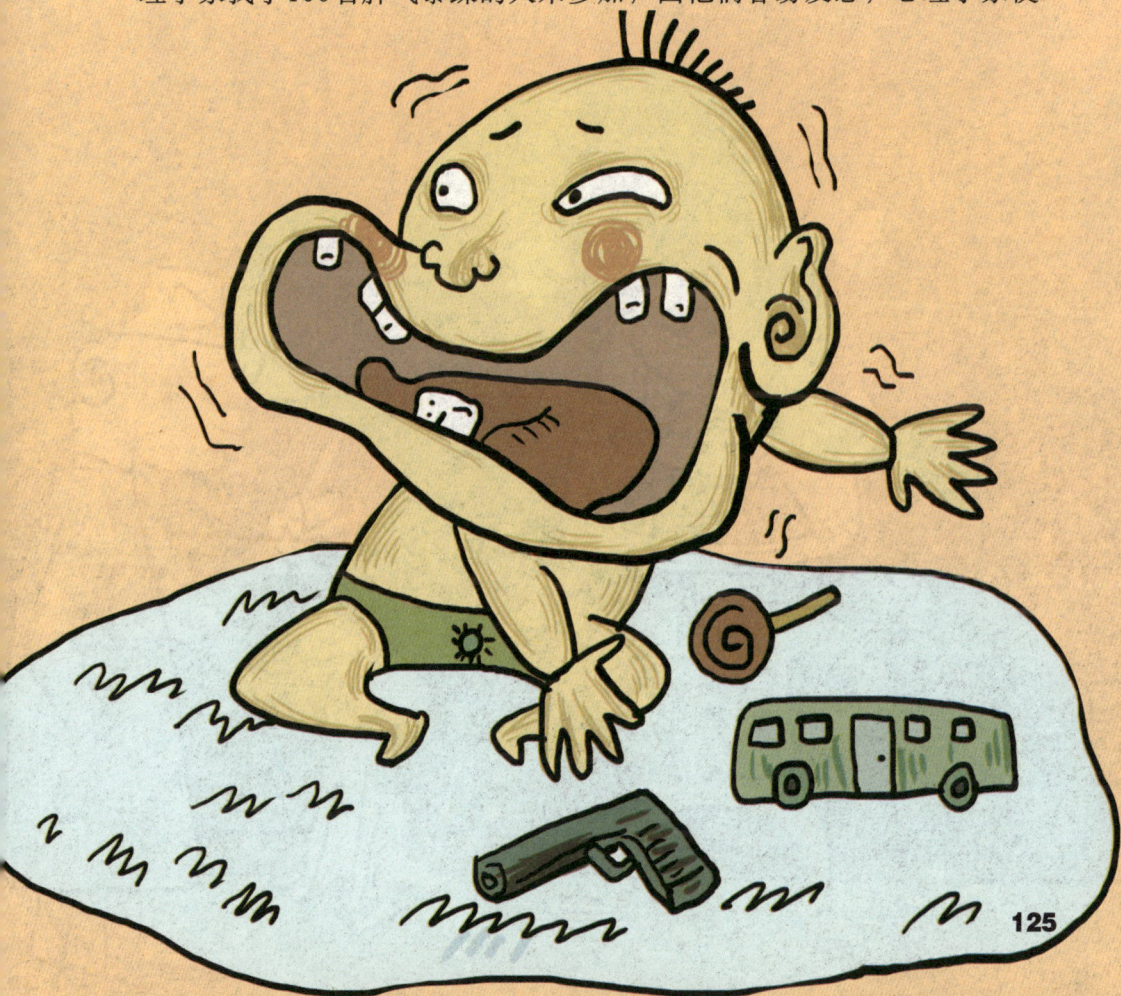

设法让他们愤怒。在他们生气时，心理学家让他们走进墙壁颜色不同的房间，结果发现走进粉红色、蓝色、白色房间里的实验者，大部分心情都有好转；走进黑色房间里的实验者，不仅心情没有变好，反而变得更糟；走进其他房间的实验者，心情没有任何明显变化。

实验证明，有些颜色具有让人镇定的作用，尤其是粉红色。心理学家得出结论：通过眼睛中的视神经，各种不同的色彩会影响人们的内分泌系统，进而影响到一个人的情绪。

在生气时，小朋友看到粉红色，神经系统就会对下丘脑发出信号，减少肾上腺素的分泌。这样，心肌的缩力便会减弱，心跳也会慢下来，原本生气的心情也好转了。这就是颜色对情绪的影响。

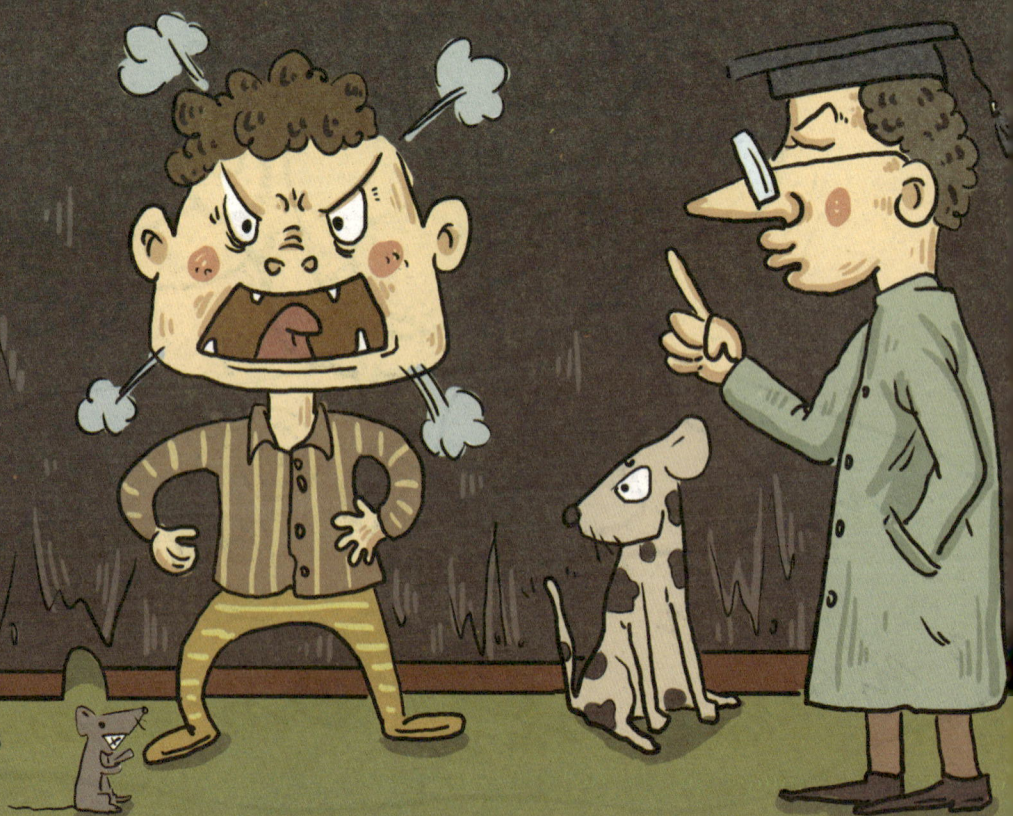

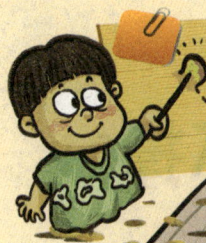

什么是肾上腺素?

肾上腺素是肾上腺髓质分泌出的激素物质，可以增加心脏的收缩力，让心脏、肝和筋骨的血管扩张，使皮肤、黏膜的血管收缩。肾上腺素常用于抢救心脏病人，因为它可以让心脏重新跳动起来。当然，肾上腺素分泌太多也不好。

小朋友感觉到害怕、生气时，肾上腺素的分泌就会增多，这时的心脏会变得很紧张，这不利于心脏的健康。如果听到心脏"砰砰砰"使劲地跳，就说明肾上腺素分泌太多，要让自己冷静下来。

舌头上的脏东西
为什么刷不掉?

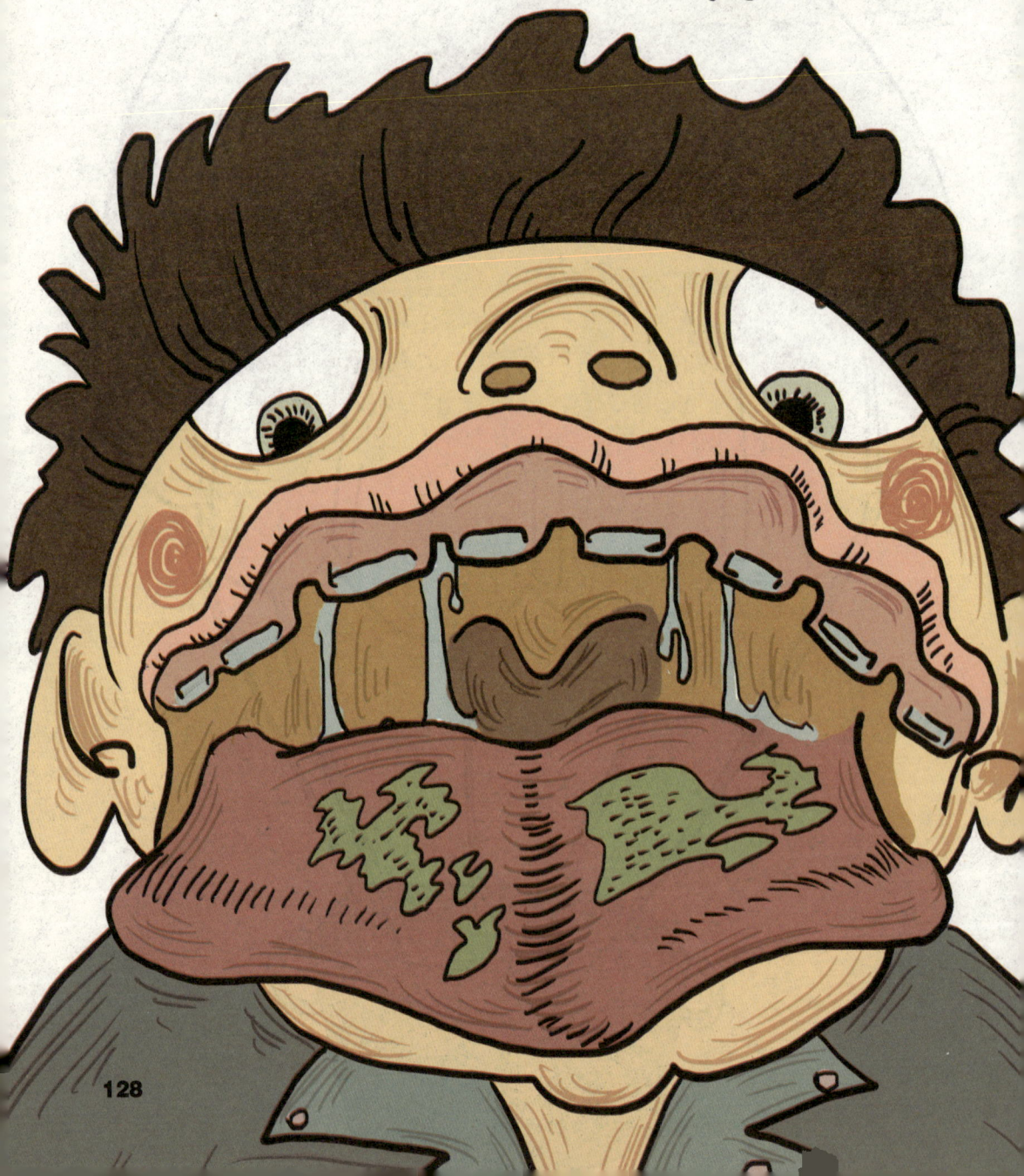

小朋友们只要留心观察，一定会发现在舌头的表面总是有一层薄白而润的苔状物，这到底是什么东西呀？试着用牙刷去刷，好像也难以刷干净，还让人产生恶心感，甚至突然干呕。那么，舌头上的这层脏东西究竟是什么呢？

人为什么会长舌苔呢?

人的舌头表面有一层看似脏的东西，名叫"舌苔"。

为什么会长舌苔呢？现代医学认为，这主要是丝状乳头的分化。丝状乳头是被一层表皮细胞覆盖的结构，它的末梢会分化成"角化树"，可以增加舌头表面的粗糙性，便于分解食物。

舌头表面不平坦，没有问题，但对于脱落的角化上皮、细菌、病菌等来说，这些坑坑洼洼的地方正是最好的"避风港"和繁殖处所。它们会在这里藏身，还利用"养料"——食物残渣，开起了"加工厂"，附着于乳头表面生存、繁殖，即形成舌苔。

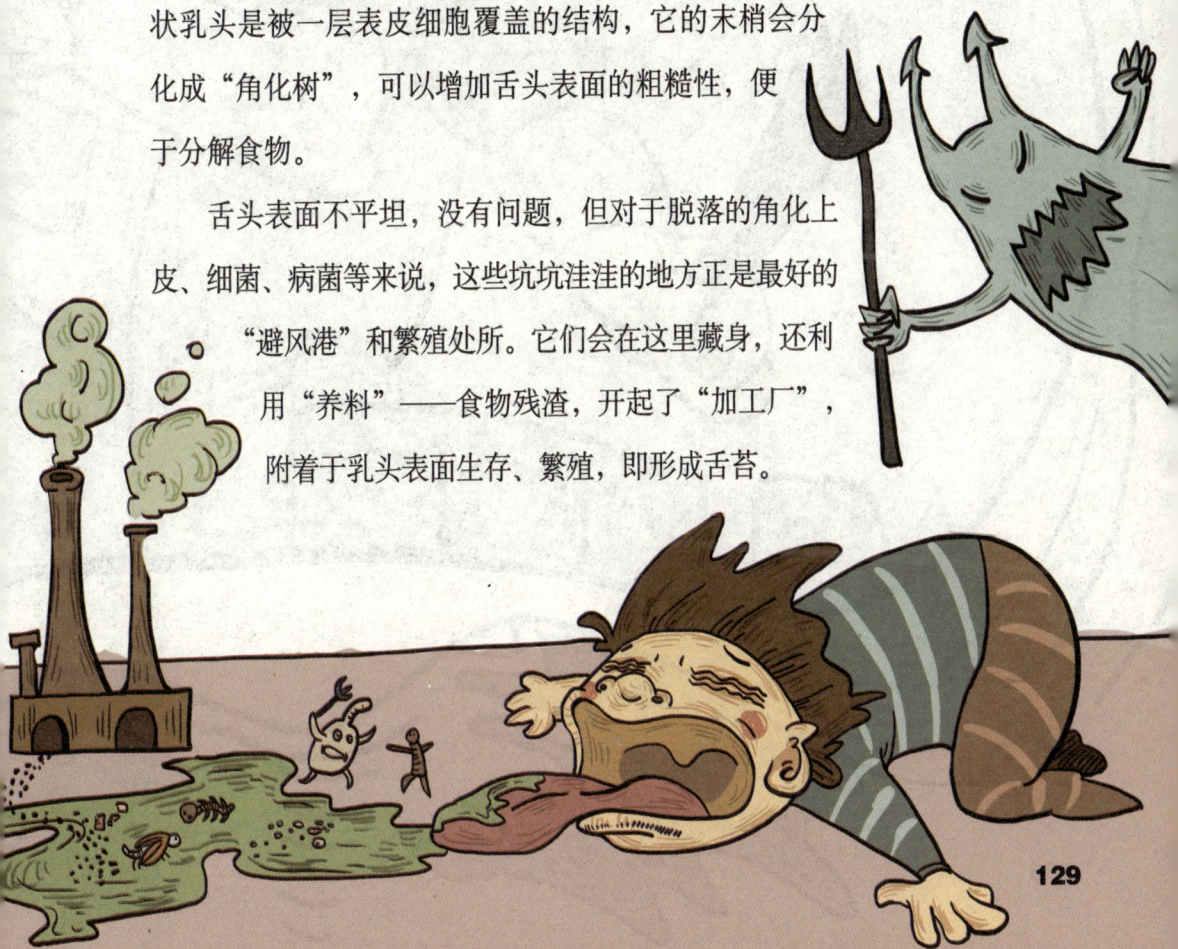

129

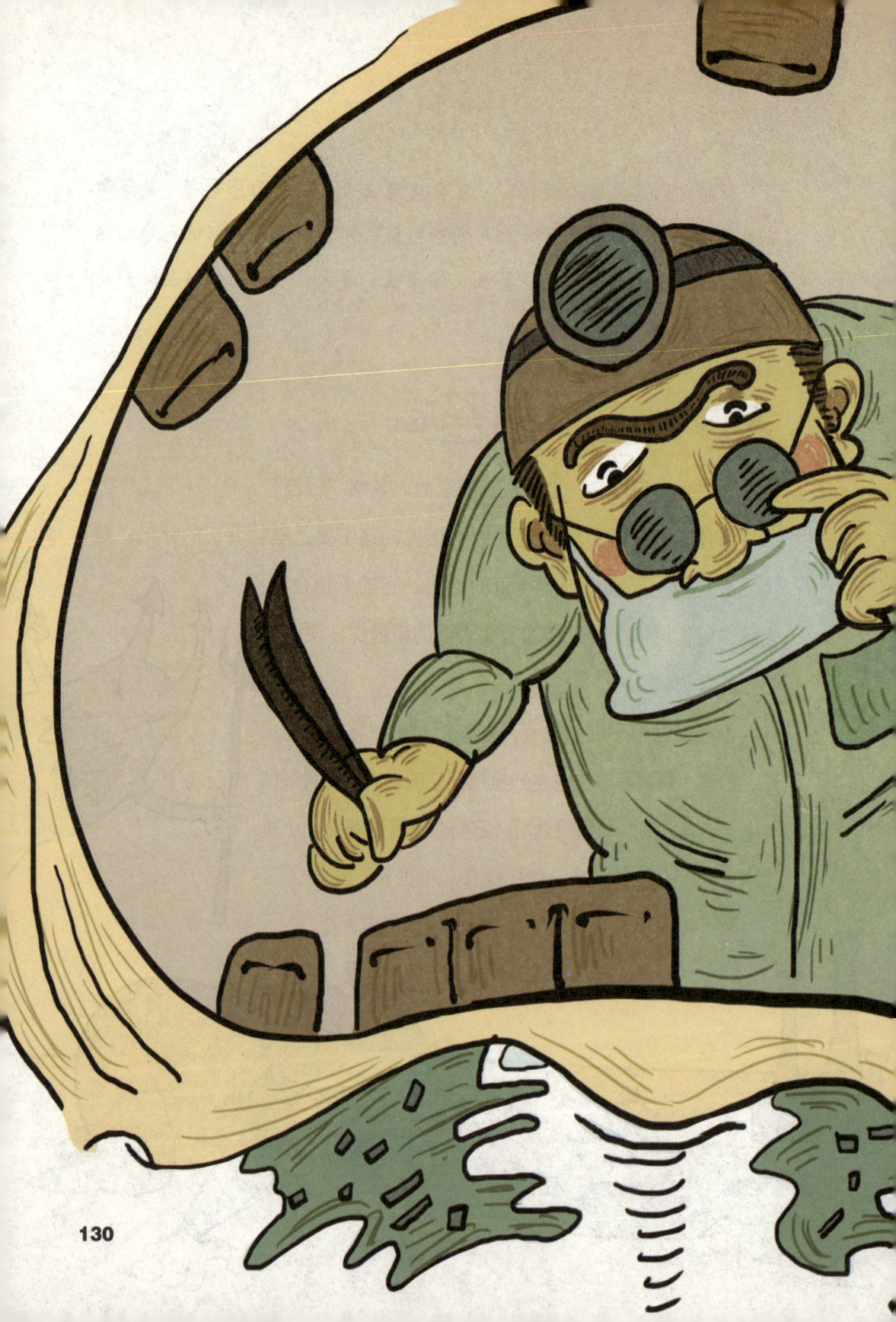

表皮细胞不断脱落，细菌时时侵扰，而我们每天都要吃饭，舌苔会不断形成。这就不难理解舌苔为什么永远也刷不干净了。

小朋友不用担心舌苔会"霸占"我们心爱的舌头哦，因为咀嚼、吞咽动作以及唾液的冲洗，会清除掉一部分舌苔。所以舌苔只是薄而发白的一层，嫩而不厚，干湿适中，不滑不燥。

医生看病为什么要看舌苔呀？

小朋友们可能知道，去医院看病，医生询问症状之后常常会说："让我看看你的舌头。"

呵呵，有的小朋友很奇怪，我是来看病的，我的舌头又不疼，医生为何要看我的舌头？

小朋友，我告诉你一个秘密：所谓"看舌头"，其实是看舌苔，因为舌苔犹如身体健康状况的晴雨表，能比较准确地反映出疾病状况，直观地告诉我们身体出现了什么问题。当身体生病、抵抗力减弱时，细菌会大量滋长，细菌繁殖时会产生一些分泌物，舌苔看起来就会增厚，舌苔颜色也会发生变化。因此，医生看到舌苔的状况，就可以印证自己的诊断了。

中国中医认为，舌通过经络与五脏相连，舌尖属心肺，舌中属脾胃、舌根属肾，舌两侧属肝胆。如此，人体脏腑、气血、津液的虚实，都客观地反映在舌苔上了呢！如：舌质淡白，舌苔薄白，多为寒症，常见于感冒早期；舌苔白腻或白厚腻，多为寒湿中阻；舌苔微黄、或黄腻，或黄厚腻，多为脾胃湿热、肝胆湿热或肠胃积滞所致；舌苔薄少，或如镜面一样光滑无苔，或舌苔部分剥落，多因肝肾阴虚、胃肠湿热或阴虚火旺所致，见于慢性迁延性肝炎，严重贫血，寄生虫病或慢性消耗性疾病；等等。

因此，医生在为小朋友看病时，也常常通过仔细观察舌苔来诊断疾病状况，小朋友一定要配合医生的诊治哦！

勤刷舌苔有助健康

光靠刷牙和清洁口腔，舌苔上的杂物并不能有效清除，会越积越厚，进而堵塞舌头表面的味蕾，你就很难真实地品尝美味的食品啦！而且，这些杂物很容易导致口臭，所以刷舌苔很重要哦。

你可以用专门的软毛刷轻轻地刷舌面，如果买不到专用软刷，选用较柔软、有一定弹性及硬度标准的牙刷也可以。先刷牙后刷舌，从舌根部往舌尖顺序反复刷七至十个来回即可。早晚各一次。但不能太用力，以不产生疼痛和不适感为宜，否则会产生呕吐感，也会伤害到味蕾，导致味觉减退、食欲下降哦。另外也可以用盐水和漱口水漱口，或是使用冲牙器冲洗舌头等。

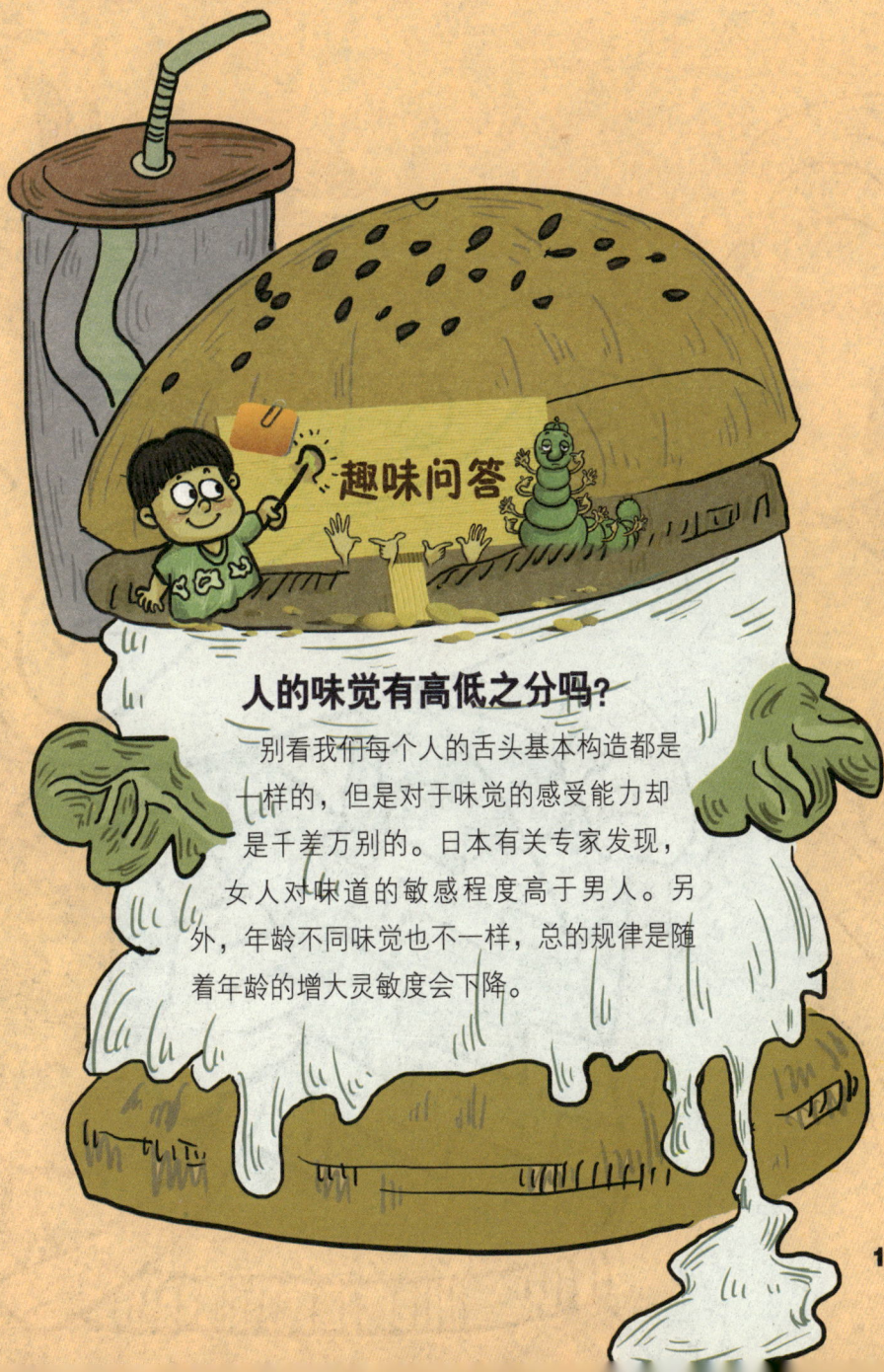

趣味问答

人的味觉有高低之分吗?

别看我们每个人的舌头基本构造都是一样的，但是对于味觉的感受能力却是千差万别的。日本有关专家发现，女人对味道的敏感程度高于男人。另外，年龄不同味觉也不一样，总的规律是随着年龄的增大灵敏度会下降。

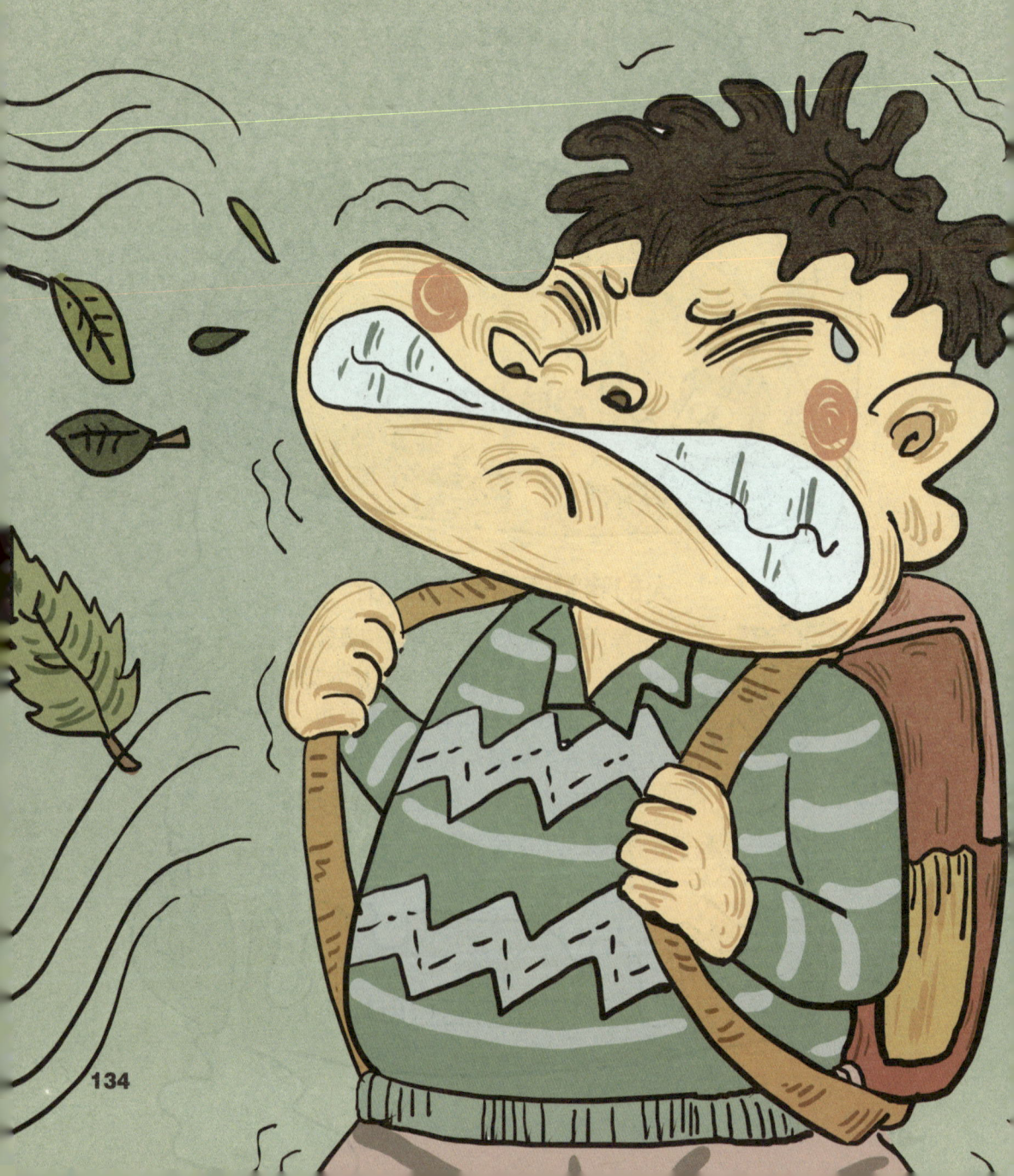

今天**好冷**啊！**身上**
又起了鸡皮疙瘩

早上刚出家门，还有晚上刚离开幼儿园的时候，一阵凉风吹来，有的小朋友常会打一个大大的寒战，然后就会浑身起鸡皮疙瘩。是不是觉得很不舒服啊？过一会儿暖和了，鸡皮疙瘩又悄悄地跑掉了。真是神奇，让我们一起来研究鸡皮疙瘩吧！

鸡皮疙瘩从何而来呢？

大家都有起鸡皮疙瘩的经历，可是没有几个人能说清楚它是怎么起的，很多大人也说不清它们的来龙去脉。

人体内有一种立毛肌组织，属于平滑肌，与毛囊有关。立毛肌的收缩由肾上腺素与交感神经支配，当人体出现恐惧、害怕等情绪变化或气候突变时，交感神经就开始兴奋，肾上腺素水平随之增高，立毛肌迅速收缩，毛发直立起来，也就是出现了所谓的"鸡皮疙瘩"。

一般来说，鸡皮疙瘩是因气候或情绪等因素而产生的立毛肌收缩的现象，是一种暂时性的皮肤变化。鸡皮疙瘩一般很快就会消失，如果一直不消失的话，那可能是患了毛囊角化症。

什么是毛囊角化症？

毛囊角化症是一种常见的皮肤问题，遗传概率高达50%。症状大多在

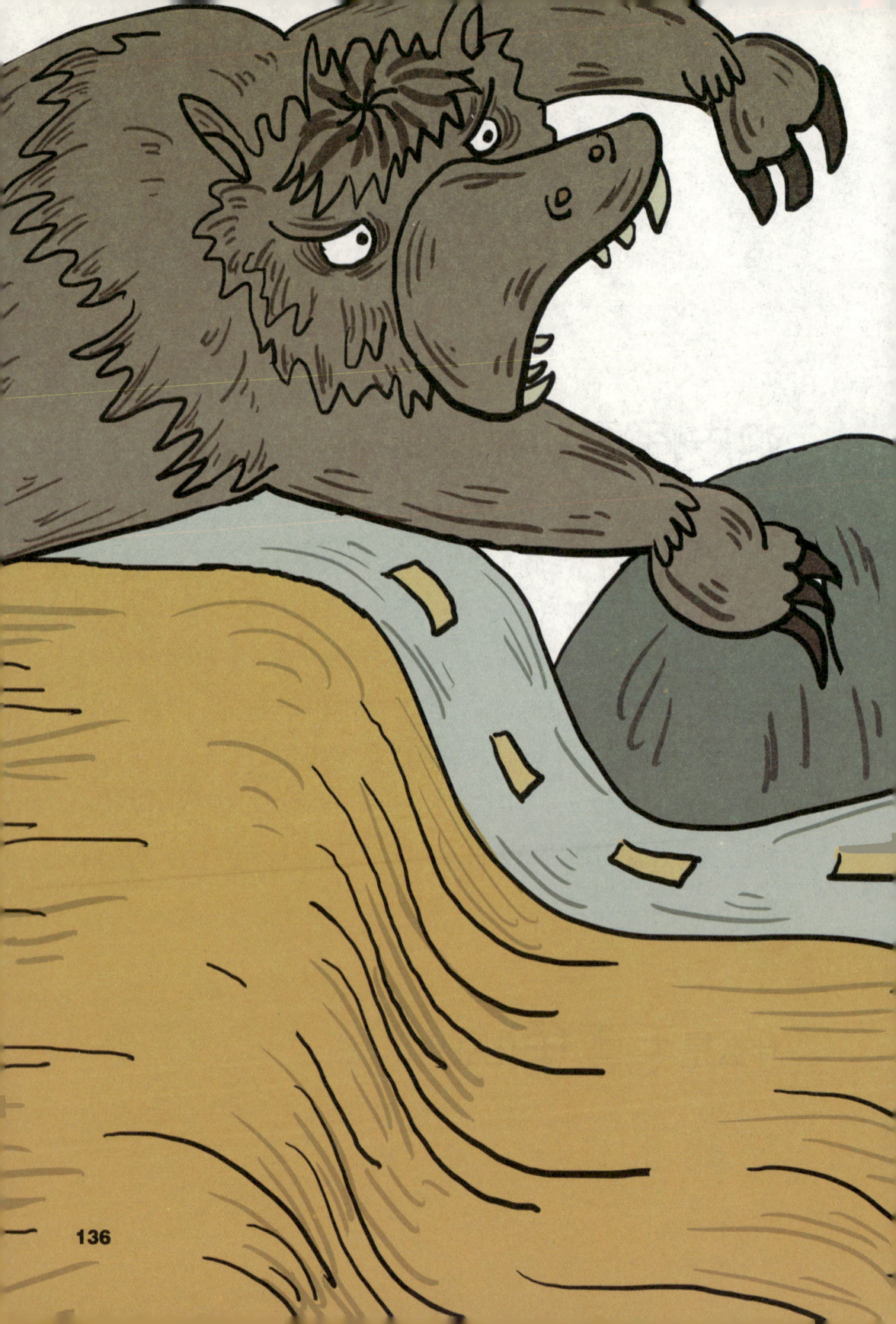

青春期开始时比较明显，以后会慢慢消退，一般不会留下什么后遗症。它属于一种角质化异常的疾病，常见于手臂和腿部的正面或外侧，甚至是整个背部、脸颊，所以常被误以为是粉刺、青春痘或脏东西。发病时，毛囊皮脂腺管的开口处有角化现象，进而形成"角栓"，等到它变硬后会使毛孔闭塞。毛囊角化症的症状是在皮肤上出现丘疹，它的外观很像鸡皮疙瘩，散在性地分布在皮肤上，有肉色、红褐色、棕色或灰黑色几种颜色，一般不会痛也不会痒，不会在短时间内消失，而是呈一种持续性的状态。

假如毛孔一点儿一点儿地发红，或者摸起来会像一粒一粒的鸡皮疙瘩，这就是患毛囊角化

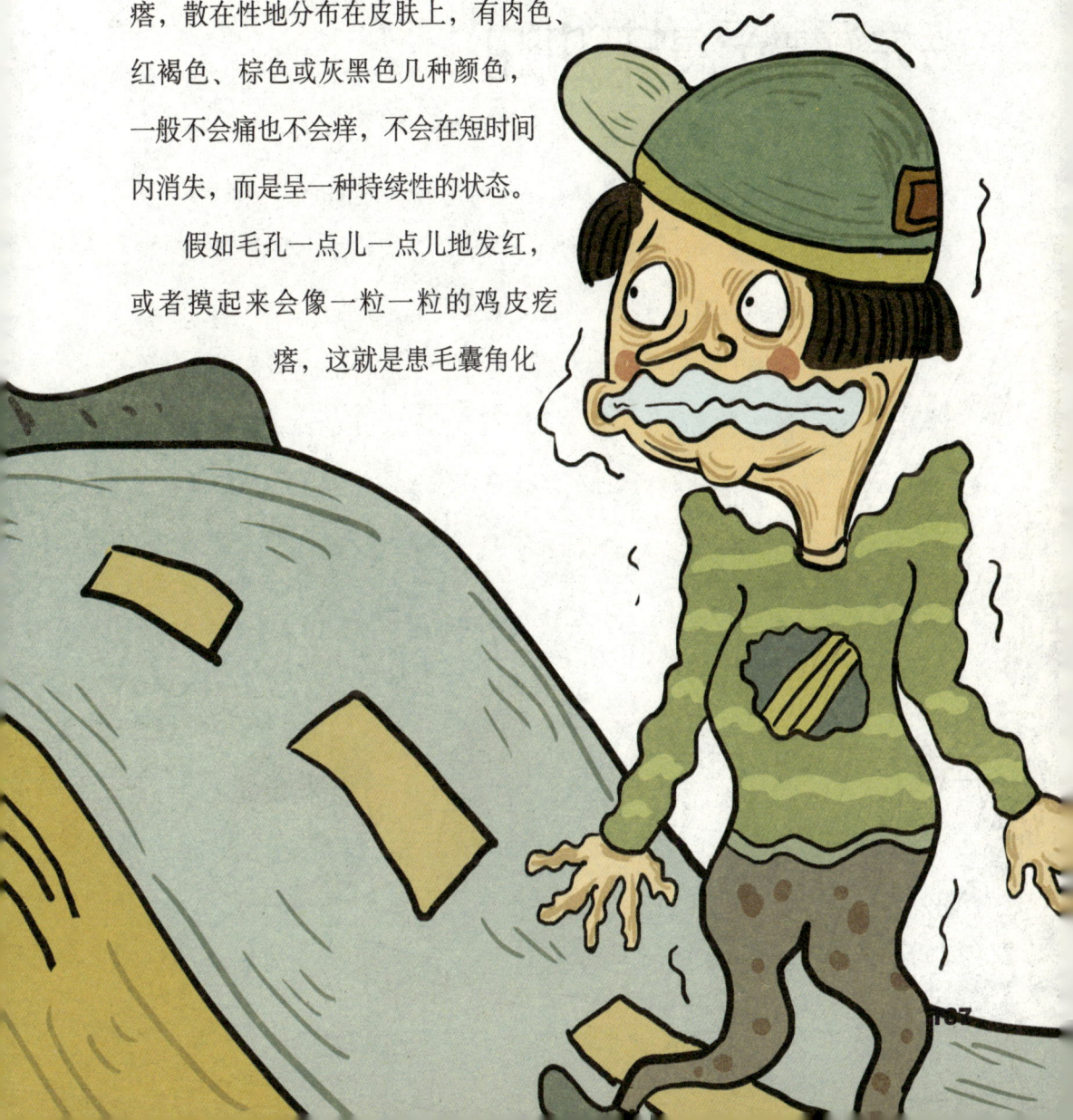

症的征兆。更严重一些，毛孔的颜色会变深，为暗红色或褐色，颗粒也会较为粗糙，看起来还是很像鸡皮疙瘩。只不过有一点，它一时半会儿不会消失。

洗完澡要记得抹油油

那些有"鸡皮肤"的小朋友，皮肤往往很缺水，又很缺油，需要用特别滋润的清洁产品和润肤乳。尤其在冬天时，由于毛囊角化与角质变厚，症状会变得更为严重，因此要格外注意保湿。就算没有"鸡皮肤"，为了让自己的皮肤可以自由呼吸，小朋友也不要忘了抹油。

洗澡时，有些小朋友喜欢热一点儿的水，觉得那样比较舒服。热一点儿的水容易去油，会洗去皮肤上的油脂。等身体一离开热水，皮肤表面的水分会蒸发掉，缺油脂的皮肤保水性

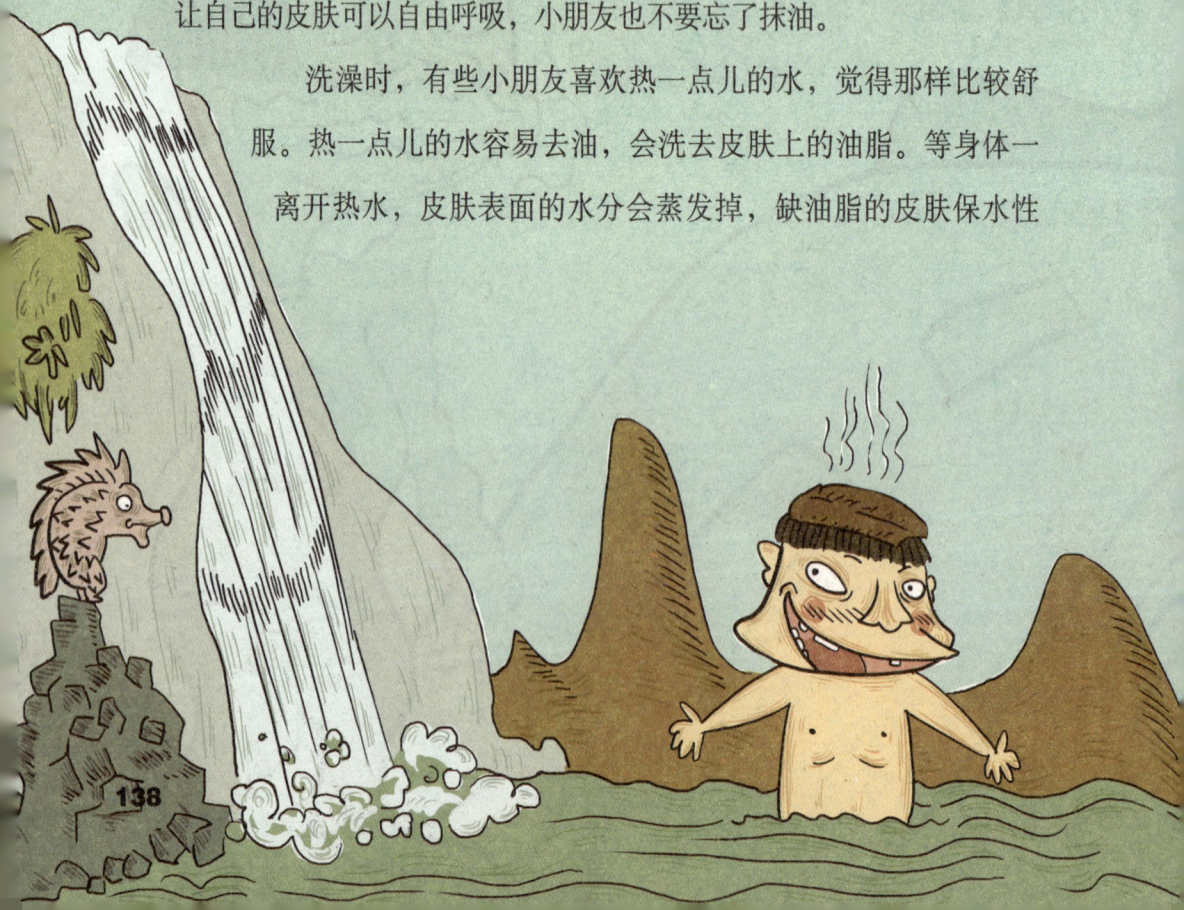

能更差，这对皮肤干燥，特别是"鸡皮肤"的人不利。专家提示，洗澡的水温保持在40℃以下就可以了。

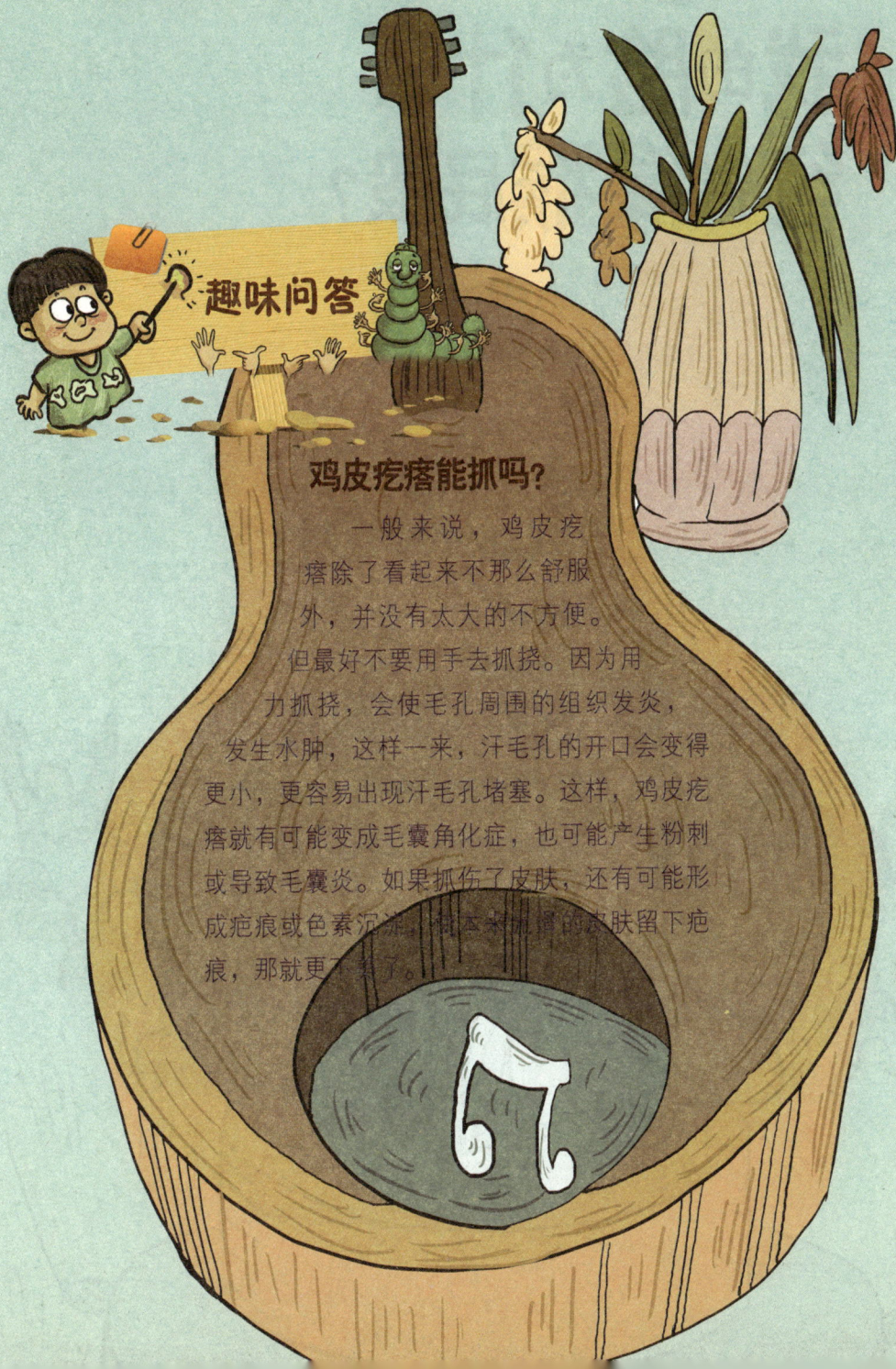

趣味问答

鸡皮疙瘩能抓吗？

一般来说，鸡皮疙瘩除了看起来不那么舒服外，并没有太大的不方便。但最好不要用手去抓挠。因为用力抓挠，会使毛孔周围的组织发炎，发生水肿，这样一来，汗毛孔的开口会变得更小，更容易出现汗毛孔堵塞。这样，鸡皮疙瘩就有可能变成毛囊角化症，也可能产生粉刺或导致毛囊炎。如果抓伤了皮肤，还有可能形成疤痕或色素沉淀，如果给脸部的皮肤留下疤痕，那就更不美了。

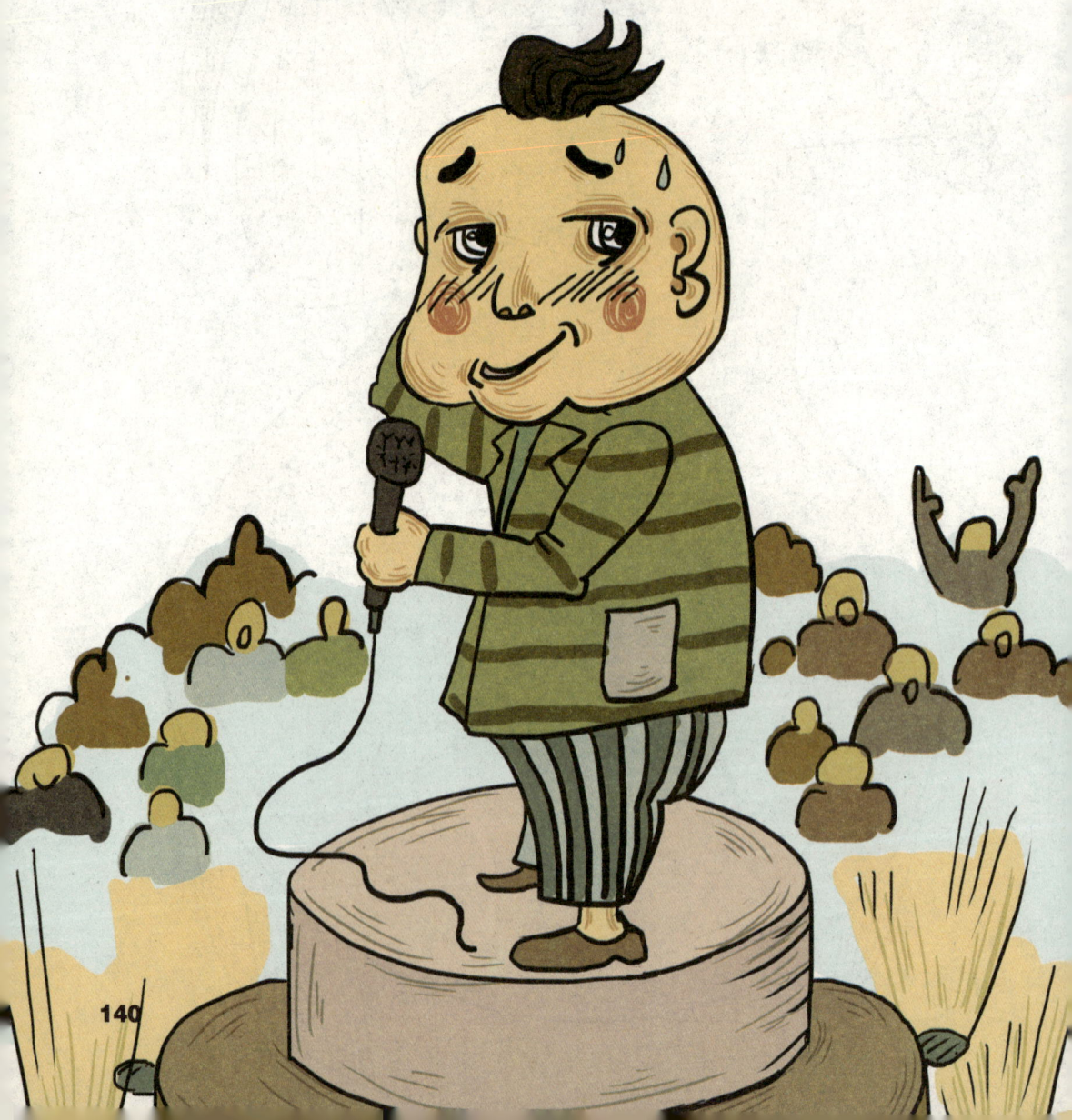

很多小朋友都想做一个勇敢的孩子，不论做什么事都不紧张。这个条件虽不高，但真正做到也不容易！我就是这样，每每见到陌生人，或者登台面对大家表演时，或受到别人夸奖时，我的脸蛋就会红得像个猴屁股，哎呀，真不好意思！我想知道有什么好方法能治好脸红呢？

脸红是不是病呀?

如果因为爱脸红而怕别人讥笑，你不要觉得这是什么病哦。

脸红是一种正常的生理反应，遇见陌生人或令人尴尬的事情，每个人都会觉得紧张，正是这种紧张刺激了大脑皮质，大脑皮质又刺激肾上腺，肾上腺会反射性地释放肾上腺素。肾上腺素是人体分泌物，也是天然的"兴奋剂"，它会导致我们脸部的血管扩张，血流速度加快了，于是脸孔就发热发红，像一个大大的猴屁股，嘿嘿！

为何有人喝酒也会脸红呢?

经常看到喝酒过多的大人，也会脸红，但这种脸红不是生理反应，是因脸部毛细血管扩张而引起的。酒里面含有很多酒精，

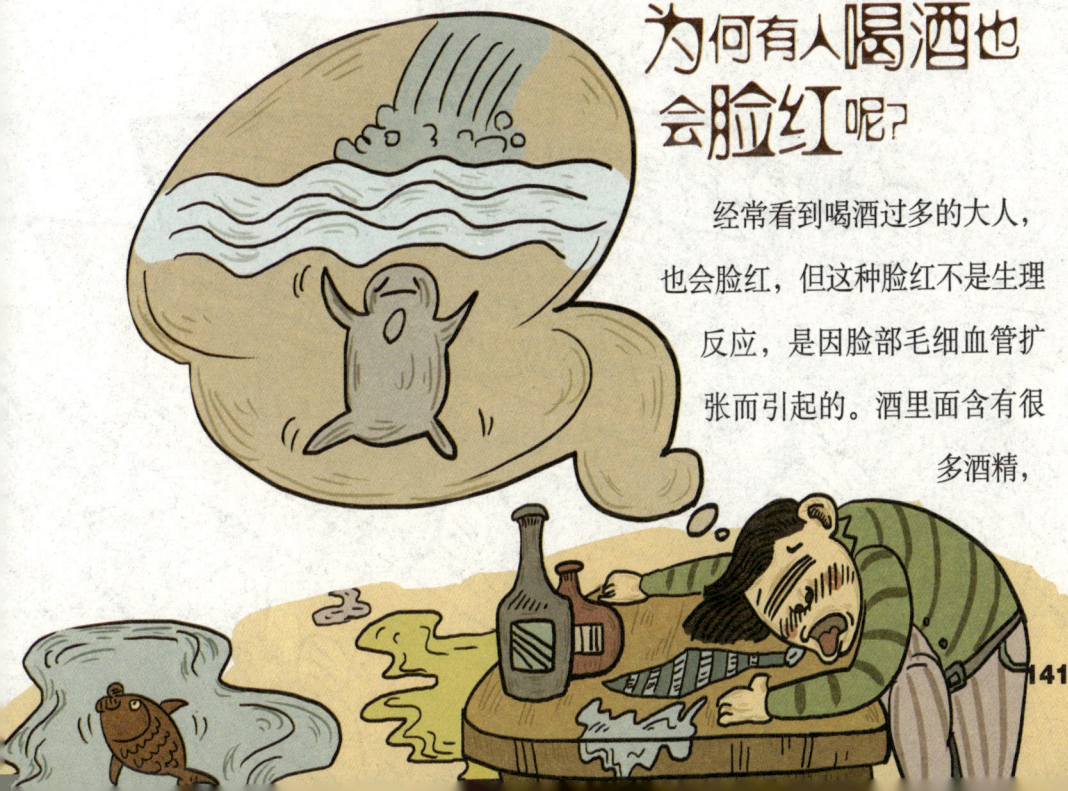

酒精在人的肝脏里转化成了乙醛，那些喝酒很容易脸红的大人，是因为他们的身体里缺少一种叫乙醛脱氢酶的物质。

乙醛脱氢酶能分解酒精，如果身体里没有它，就会让乙醛在身体内堆积起来，并扩散到全身。如果这样的人还喝好多好多的酒，酒精在他的肝脏里不能被分解，人的全身都会变成红色，如饮酒过多，甚至能导致死亡呢！真是太吓人了！

别让脸红变成了"心病"！

小朋友，现在你已知道脸红本来是很正常的生理反应，如果你缺乏自信，又特别在意别人对你的评价，你就会对脸红非常反感。

　　害怕别人笑话你，不想脸红却又做不到，这时脸红就成了你的"心病"。时间一久，你就会害怕见陌生人，一遇到人多的场合就会紧张得不得了。其实，脸红没什么，千万不要过多地放在心上哦。

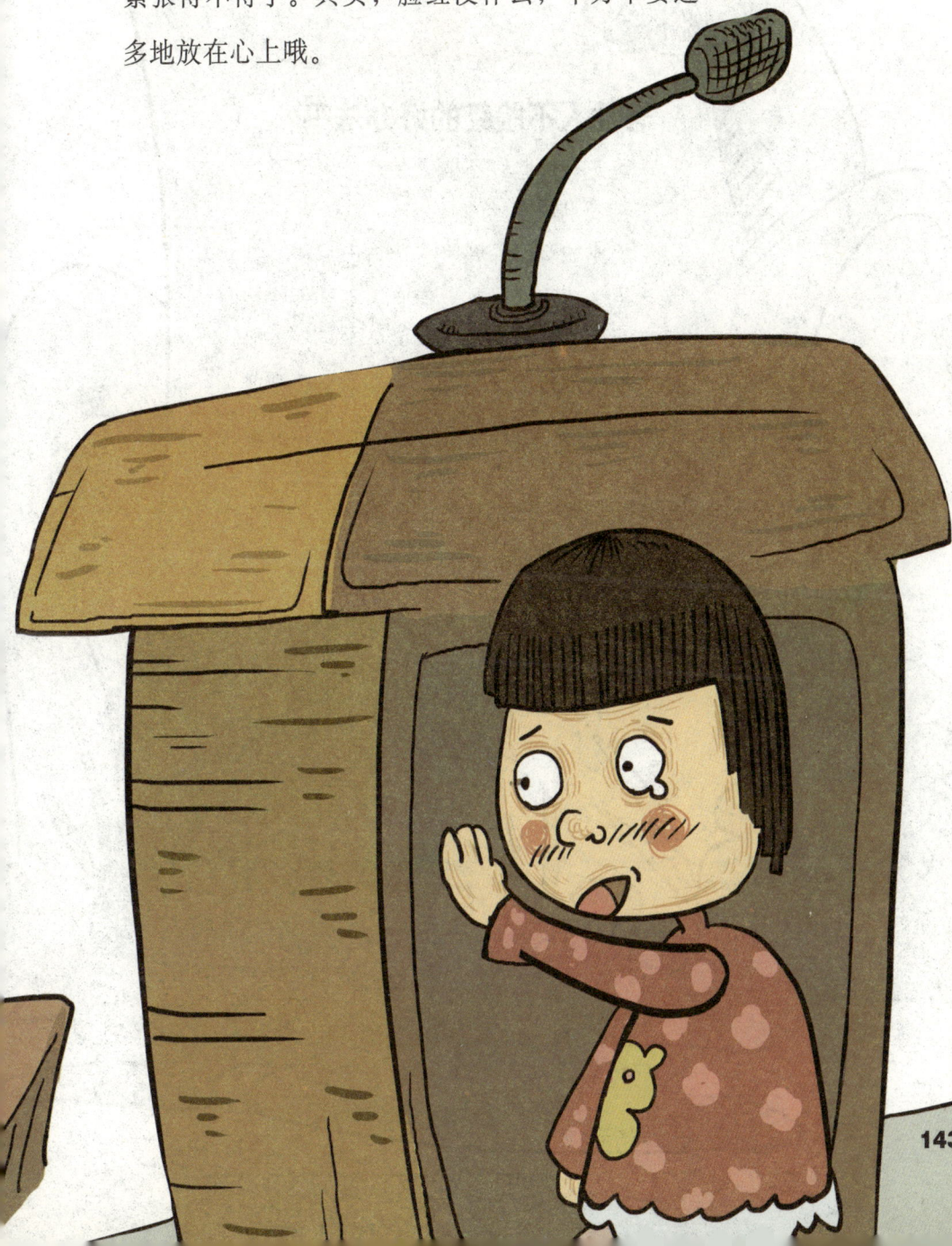

趣味问答

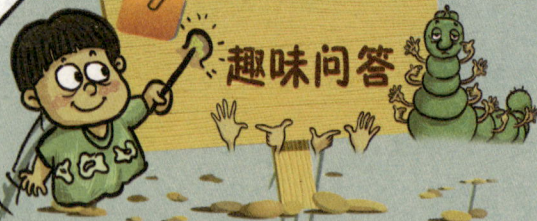

有让人不脸红的好办法吗?

　　首先，对脸红不要太在意，更不要故意去掩饰你的大红脸，让一切顺其自然就好。比如可以深呼吸，让自己放松。其次，不断培养自己的自信心，不要太在意别人对你的看法，也不要过分听从别人的话，要相信自己。还有就是平时要经常锻炼，多和陌生人交流，多交些新朋友，多参加各种社交活动。这些方法都能很有效地帮助你克服脸红哦，试试看吧！